文經社

文經社

文經社

文經社

文經家庭文庫 78

速效保健處方

吳建勳 著

文經社
Taiwan

COSMAX
PUBLISHING Co.
Since 1981

文經社徽記

播種者
含淚播種的
必歡呼收割

致讀者：

身體要健康，最好平時注意「健康五要素」：

1.注意飲食：了解自己體質，營養均衡。只吃八分飽。多吃蔬菜、瓜果豆類，少油鹽、味精。每天順利排便。

2.適量運動、走路很好（最好到流汗程度，洗溫水澡後平躺片刻再用餐）。

3.足夠的休息、睡眠。

4.情緒開朗：不生氣。不憂慮焦急。

5.規律的生活。也找時間曬曬太陽。

閱讀文經社的家庭健康叢書，能豐富保健知識，益己益人。但萬一有疾病，仍應就醫為宜。有量血壓與體溫習慣，對不正常出血、酸痛感、分泌物變色、硬塊等，宜警覺並就醫。

我們的建議，都是出於關心您和家人的健康。

文經社 敬啟

自序
你還在忍痛拖病嗎？

雖然「生、老、病、死」是人類自然老化的過程，但人們失衡的飲食生活習慣及不當的待人處世態度，卻往往是加速生病及老化的主因，例如：

常常頸痛、落枕、脖子緊、肩膀僵硬，卻不知反省是自己長期晚睡或壓力所引起的。因為晚睡必影響肝的代謝與休養，而肝病好發於頸也，壓力大，筋自然就緊。

經常感冒生病，卻不知反省是自己長期睡眠不足及熬夜所致，因為休息不夠會導致身體免疫力下降高達百分之三十。

常常鼻子過敏、流鼻水、鼻塞、輕瀉、經痛，卻不知反省是自己長期喝冰飲料之故，因為攝氏四、五度的冰飲料，會造成攝氏36度半的血管、神經及肌肉等急遽收縮，使循環變差，功能失衡。

時常痛風足疼，卻不知反省是自己長期愛喝啤酒所招致的，因為酒會耗損體內的氧氣，導致體內尿酸的代謝不安全，結果無法順利轉成尿液排出體外。

常常口乾舌燥、喉嚨痛、咳嗽、便秘，卻不知反省是自己長期喜歡抽煙、燒烤食品、炸物、麻辣所致，因為這些東西都會消耗體內的黏膜組織的津液。

此外，雖說過量的污染、煙、酒、食品添加物、紫外線、放射線、檳榔、烤焦食物等，都有致癌的可能，但越來越多的國外研究報告指出，不斷地生氣、操心、煩惱、鬱卒、慾望及斤斤計較的人，也是最容易罹患癌症的族群。想一想，你是否也是其中一員呢？

以上種種，可說是現代人最常見的病病痛痛，其中有很大一部份都是自己造成的，而最佳預防病痛的方法，就是重新調整你的生活飲食習慣及待人處世態度，放下情感上的糾結及容易緊張不安的心理，因為若不先去掉「心」所產生的問題（憤怒、壓抑、記仇、憂慮、恐懼、計較、悲傷、叫罵……），身體上的疾病，是不會徹底根治的。

別再忍痛拖病了！透過本書數百種簡單、易懂、易操作的食療、按摩、推拿、運動方法，讓你快速緩解病痛、根治病源，做你隨時隨地帶著走的家庭健康書，讓病痛不再來。

目次

第4章 四季健康要領……163

Health

1

各種職業別產生的不適應症

健康工作帶著跑

1.上班族・電腦族

文書、編輯、打字員、裝潢設計員、建築師、幕僚、顧問們，每天必須長時間伏案寫字、畫圖、打電腦等，假如再加上經常加班，自己又不運動，日積月累之下往往會發生腕痛、肘痛、肩痛、頸痛、頸椎骨刺、坐骨神經痛、胃痛、便秘、眼睛酸澀、視力減退等毛病。

手腕痛及肘痛，大都是因為長期重複使用手腕或肘的力量，來寫字、打字或移動操作滑鼠而造成的，由於每天仍需操作，不僅天天隱隱作痛，有時回家連提個稍為重一點的東西，都變成手無縛雞之力。此時不妨多吃麥胚芽、堅果、麩皮、綠葉蔬菜等，因為這類食物有豐富的「錳」，缺少它將會肌肉無力、骨骼異常及關節不正。

另外可做「拉指扯腕」的動作，將右手舉在胸前，手指下垂，左手掌抓住右手指慢慢施壓力往下拉，同時緩緩吸氣，使您的右手腕周圍感到酸麻，受到調整，每回應重複拉幾次。然後，將左手舉在胸前，手指下垂，右手掌抓住左手指慢慢施壓力往下拉，同時緩緩吸氣，使您的左手腕周圍感到酸麻，再重複拉幾次，這樣就可以減輕手腕的疼痛。

手肘痛可用自己的大拇指，用力掐按手肘外側上面肘橫紋與肘尖的中間凹陷處的「曲池穴」，每次壓三十秒至一分鐘再放開，需重複壓幾次，壓的時候會感到特別酸麻痛。

手肘痛按摩穴道部位

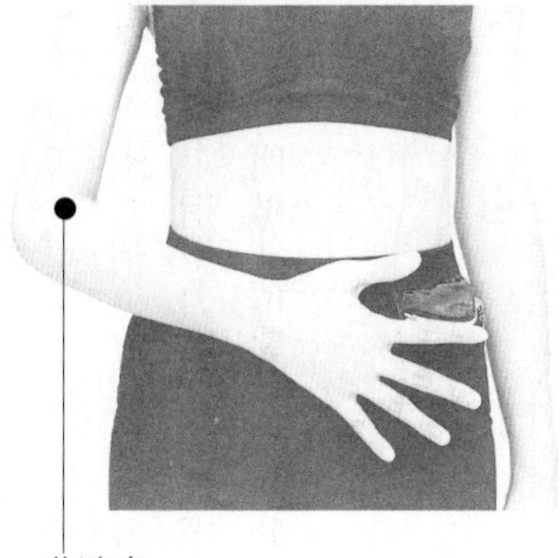

曲池穴
肘橫紋與肘尖之間

對於因常提肩打字及凝視電腦螢幕，所引起的肩痛、頸痛、頸椎骨刺，應當在飯後喝一點果汁醋，因為醋可以散瘀活血，溶解食物中的鈣質，使鈣質容易被身體利用吸收，堅強骨質，減少骨刺的發生。

並可常常在坐位上，做一下「引頸探頭運動」，方法是儘量將下巴抬高，同時緩緩吸氣，低頭時緩緩吐氣，每隔兩小時重複做幾次。這個動作可暢通呼吸管道，並幫助調節久未活動的頸椎，避免血液凝結在肩頸部。

至於久坐引起的腰酸背痛、坐骨神經痛、足麻等，不妨多吃「髮菜湯」，因為它不但礦物質及維生素非常豐富，又是屬於強鹼性食物，可中和清除體內疲勞的酸。同時每隔一、二小時，「左右搖動三、五分鐘您的雙腿」，舒緩膝腿的酸痛、腰部酸軟或僵硬。

或者伸伸懶腰，鬆弛一下脊柱。或者坐著把腳伸直，把腳尖往上往內翹，使整隻腳的背後感覺酸痛，就可以改善整隻腳的循環了。另外記得不要穿太緊的內褲、外褲，尤其男士們，不要老是把一大堆證件放在小皮夾裡頭，然後每天塞在屁股後面的口袋，因為皮夾長期壓迫臀部，會造成坐骨神經痛。

對於久坐工作所引起胃痛、便秘或消化不良等，可常用紅豆與糙米各半的份量，煮飯煮粥，來改善腸胃功能。同時經常用手指用力壓「肚臍周圍」來改善，記得所壓部位要在距離肚臍約一公

腸胃不適按摩穴道部位

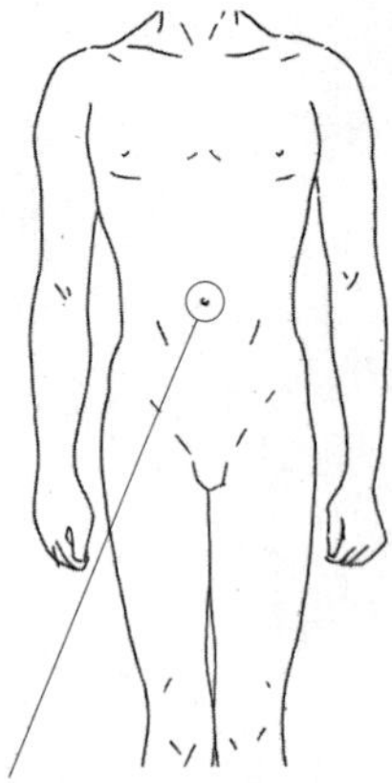

肚臍周圍一公分亦是全身器官的反射區之一，常按壓可保健康。

分的一圈，壓的時候會感到酸痛，或者排氣放屁，才有作用。因為那表示胃腸的管道逐漸暢通，濁氣及陳年宿便，將順利排出，就不會再有腸胃系統的毛病了。

至於現代人因電視、電腦、功課及工作等，過度使用眼力，使得眼睛酸澀、容易流淚、疲勞、過敏、怕光和視力減退變差部份，可常按摩左右「下眼眶」的外三分

眼睛疲勞按摩穴道部位

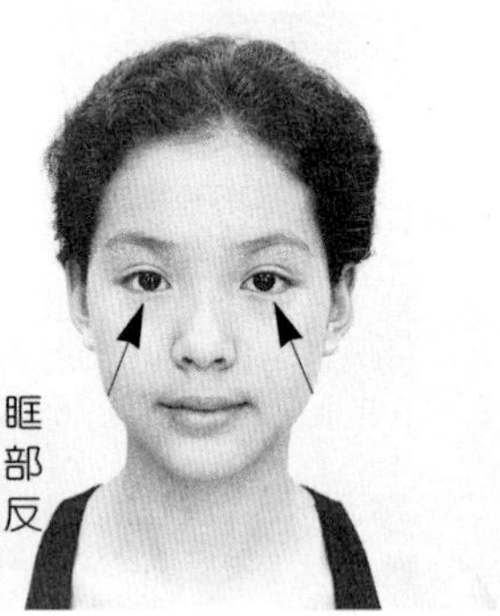

按摩下眼眶的外1/3部份（肝膽反射區）。

之一部份，此乃眼針針灸之「肝膽反射區」，刺激此處能清肝明目；亦可常掐痛自己的耳垂正中點，此乃耳針針灸之眼部反射區。

同時可常吃特別有益眼睛的食物，如喝新鮮蒿苣蜂蜜汁，或生吃新鮮的蒿苣，蒿苣就是宴席第一道冷盤中，經常用來墊底的青菜，越南餐館也常用它來包炸春捲，可在傳統市場或大超市中買到。另外也可常喝菊花枸杞茶，用菊花五朵、枸杞十粒、甘草一片，沖熱水一杯喝，這些材料可在中藥房買到。或吃桑椹醬（桑椹汁）、黑豆漿、黑豆花、菠菜、芥藍菜、地瓜葉、鮑魚粥等。或多吃含「維生素A」最豐富的水果，如芒果、哈密瓜、杏子、柿子、油桃、橘子與金桔等，來幫助眼睛的循環。

另外，有的人因為長期晚睡、熬夜，想文案或設計作品，常容易引起偏頭痛、眩暈，這大多是肝膽系統之壓力持續上升造成的，俗話說「肝火旺」，除了多喝菊花枸杞茶（熱水沖泡菊花五片、枸杞子十幾粒，中藥房購買）、七葉膽茶（茶行購買）、決明子茶（熱水沖泡三十粒即可，中藥房購買）、綠豆清茶（熱水沖泡洗淨的綠豆一大湯匙）外，應多運動身體的側面，如體操中的側腰運動、多按摩大小腿的外側中間沿線，因為以中醫觀點，「膽的經絡」循

肝火旺按摩穴道部位

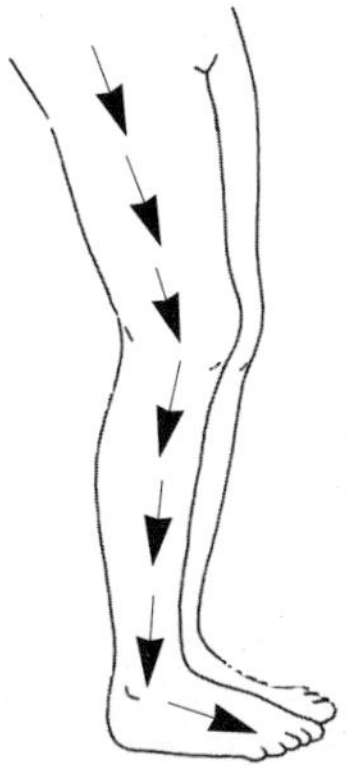

大小腿外側中線，由上往下敲打按摩。

環系統在身體的左右側面，跟身體系統的平衡非常有關係。

2. 機車族

台灣地狹人稠，容易塞車，因此許多人以機車代步，方便上下班及辦事，但私人車輛過多，空氣污染嚴重，加上本地屬海島型氣候空氣潮濕，風吹日曬雨淋之下，導致機車族們常會有鼻過敏、鼻炎、流鼻血、鼻塞、打噴嚏、過敏、流鼻水、鼻泛紅、頭昏腦脹、注意力不集中、記憶力衰退、喉嚨不舒服等現象。

這時候不妨常以雙手手指按摩以下部位：左右的鼻翼（迎香穴）、印堂（左右眉毛的中點）、前額中央上面的髮際（上星穴）、後腦、頸根部（脖子與背部連接處，乃大椎穴）、兩手的虎口（合谷穴）、中指及無名指的第三節（靠手掌的那一節）等，使鼻腔周圍的循環變好，增加抵抗力，減少鼻病及頭部的不舒服。

鼻腔不適按摩穴道部位

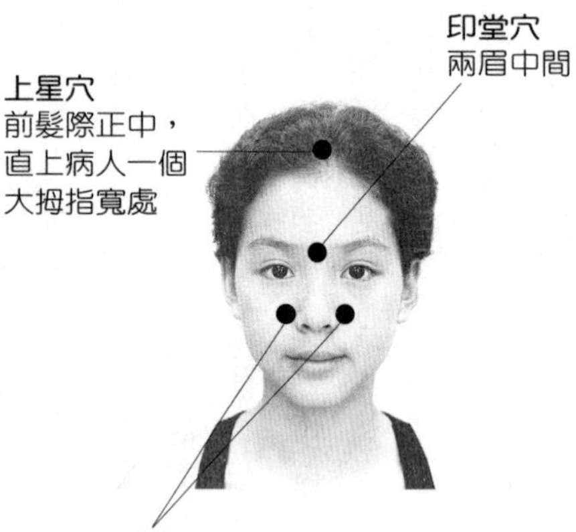
迎香穴
在與鼻翼外緣中點平齊的鼻唇溝裡

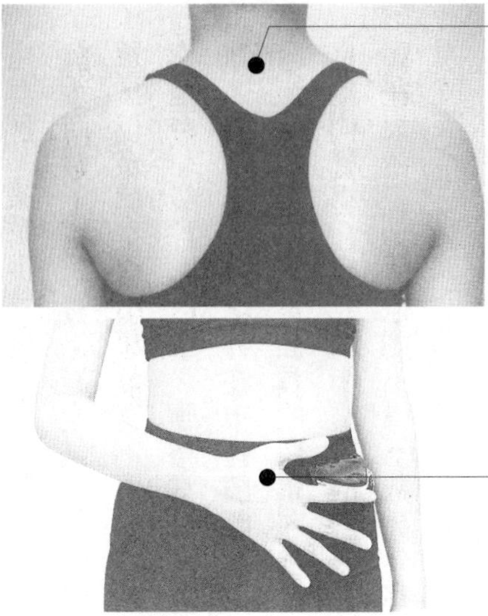
大椎穴
第七頸椎棘突下，約與肩等高。
合谷穴
按壓兩手虎口

◎機車族食療保健法

早餐除了正常的食物外，應再吃一匙「種子類」食品，如生松子、生桃、夏威夷豆、葵瓜子、榛果、南瓜子等，或一、二片南棗核桃糕，或一小碗黑芝麻糊，以提供充足之礦物質及良性的膽固醇，用來減少騎車時的鼻子過敏和鼻塞。並應常常吃杏仁茶、蓮藕茶、金桔茶、鮮羊奶、羊奶粉、白木耳百合蓮子湯、豬肺湯、豬血湯等，來預防空氣的污染，加強呼吸系統。

◎平日注意事項

・天冷時戴緊安全帽，不要讓風灌進頭部頸部，脖子上再圍著絲巾或圍巾。因為根據科學家研究，人體一半的體溫發散都集中在頭部及頸部，若能保暖這二處，那麼整個身體的循環至少好一半，較不容易生病。

・騎機車時，最好裝上不易摔破的透明塑膠玻璃擋風鏡，以免風寒、濕氣一點一滴的侵入您的身體。假如已被風吹久，有膝蓋、骨節酸痛出現，騎後應時常用手掌以搓圓圈方式，搓熱整個膝蓋、關節周圍，促進氣血代謝，並多吃糖炒栗子、桑椹汁、葡萄、紅燒海參、藥燉排骨湯等來改善。

- 騎車時戴上可確實過濾空氣之好的口罩，以免髒空氣引起氣管不適。假如您是戴一般棉布口罩，應經常清洗乾淨。君不見許多老外在市區騎腳踏車時，還戴著像防毒面具的口罩呢！這是他們覺得在我們的街道中的空氣，實在太糟了，使他們不得不戴高效率的口罩。
- 腳底應時常保持乾燥，常換襪子，穿會透氣的鞋子，因為腳趾頭是額竇鼻腔的反射區，只要腳底一潮濕，鼻子就容易塞住或過敏。
- 記得戴上手套再出門，一方面防止天冷使手指凍僵，妨礙末梢循環，影響全身的代謝；一方面可使雙手比較不會變粗，即使不幸摔倒，雙手也比較不會受傷。
- 記得常檢查煞車燈是否正常明亮，並常擦乾淨煞車燈罩的污泥，避免其他車輛看不清你的煞車燈而發生追撞。
- 記得下車第一個動作是鎖車頭、拔鑰匙，再將後輪銬上大鎖，避免遺失車子，因為後輪上有引擎，鎖在後輪不易移動。千萬不要銬在前輪，因為容易被歹徒抬高前輪，以滑動後輪方式移走車子。記得發動摩托車的鑰匙，要與鎖大鎖的鑰匙分開放，因為當我們趕時間或疲勞時，在匆匆忙忙之下，常常會鎖了大鎖，卻忘了車頭的啟動鑰匙，假如車鑰匙與大鎖鑰匙分開的話，即使忘了車鑰匙，車子也不會被騎走，只要再找出備用車鑰匙，就可再發動了。

3. 洗碗族

在餐館從事洗碗工作的人，由於雙手每天泡在水裡，洗潔精常會緩慢地侵蝕皮膚，使雙手變成皺巴巴的，沒有光澤，甚至於脫皮，並且常常會覺得手指麻痹無力，遇天冷或寒冷的水更加嚴重。此時應常喝中藥老藥方「黃耆五物湯」，來活血除痹，其份量為炙黃耆二錢、炒白芍二錢、桂枝一錢、生薑三薄

腰痛按摩穴道部位

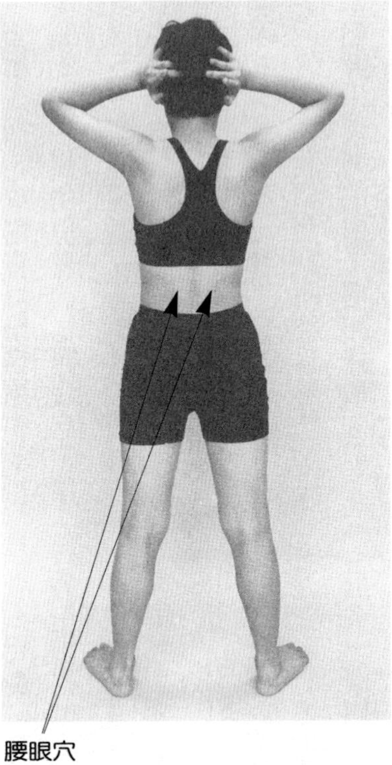

腰眼穴
在第四腰椎棘突下，左右旁開約3.5個大拇指寬處（俯臥時兩側腰際所出現凹陷處）。

片、大棗二個，或購買科學濃縮中藥粉配溫開水喝，每次份量約吃四公克，每日三次，但讀者最好先請教中醫師後，再到中藥房購買，比較安心。

至於彎腰洗碗所引起的腰痛問題，可自我按摩經外奇穴中的「腰眼穴」，左右各一穴，當我們俯臥時（趴著睡時），後腰兩側會出現凹陷處。假如採取立姿，大約你自己兩手插腰（大拇指壓在腰後，其他四指在前），大拇指往下碰到腰與臀之間的圓形大骨頭的中間高點（腰後面髂堉上緣中點），就用大拇指用力揉按此處幾分鐘，或趴在床上，由家人或朋友按摩此處，可緩解腰酸背痛。

此外記得不要吃香蕉，因為香蕉性寒膩，且含鉀量高，對於腰痛、酸痛、脹氣、脾胃虛寒、胃痛、腹瀉、胃酸過多、腎炎、腎臟病的人較不適宜，而常需洗碗的人，當然常會有腰酸背痛，能不吃就不吃。如果您實在忍不住香蕉的香味誘惑，吃完半小時後需散步半小時以上，才不會有毛病產生。

雖然香蕉性味甘寒，但軟滑香甜，含豐富的維生素A、B、C、E、P、醣類、果膠、鉀等，有補腦、通便、降血壓等作用。中醫認為能潤肺滑腸（治乾咳少痰、咽乾口燥、音低聲嘶、顴紅氣急、便秘、痔瘡、大便有血）、填精髓（補充體內津液的不足）、清胃火（喜吃辣、烤、油炸的人）、瘡癬癰腫（皮膚無名腫毒）、手足皸裂（以皮發黑的熟香蕉少許塗抹揉擦患處）等，倘若你是胃腸火大但又沒腰酸的洗碗人，不妨常吃。

常常彎腰或蹲在狹小的空間洗碗筷，會壓迫到心肺功能，可能會胸悶、缺氧、頭暈目眩，此時可在早餐前後含一、二片薄薄的人參切片，慢慢細細嚼化，吞下肚子，這樣一來，整日工作都會有充沛的精神。因為人參可強心、增加氧氣的吸收、助長氣力，並有健脾胃、開智慧及加強子宮肌收縮功能（防止子宮下垂）之作用。甚至於內臟病變或外傷所引起大量出血、出現心力虛脫休克情形又一時不便就醫，可急用人參一兩以上，需使用紅參，如高麗參、吉林參、東洋參等，以水二碗半濃濃煎成一碗服下，對於恢復元氣，減少死亡危險，甚有幫助。

假如嫌高麗參太貴，可以換成購買便宜的吉林參，只要多吃一片，效果還是不錯的。記得吃完後，多走一點路上班，或大步快走二十分鐘，或多做足部運動，就不會火氣大，引起牙齒浮、喉嚨痛或流鼻血了。

4.管理員、警衛

在大樓或社區大門擔任警衛或管理員的人，常需要輪值大夜班，而值班時又因無聊，每次盯著電視看一些無意義的節目，長期耗損心神下來，兩眼常會呈現疲勞無神，臉色慘白。雖然白天可以補眠，但睡的效果與夜晚正常睡眠不一樣，日夜顛倒的結果，其睡眠狀況多半呈現不穩，睡得不沉，睡覺品質不佳。

建議不管多晚上床睡覺，在床上一

定要做個「半倒立」L型運動五分鐘，刺激腦部分泌腦啡，促進、均衡新陳代謝，即所謂顛倒陰陽，平衡體內的氣血。方法是躺在床上，用手將腰腳撐高、撐直，記得不可用「枕頭」，以免扭到頸部。剛開始練習的人或老年人，腰腿可能挺不直，可把雙腳跨在牆壁上，或從支持一分鐘開始。這個動作對熬夜或值夜班的人，特別有調整的作用，不論今天多累，一定要做完再睡覺，隔天起來就會覺得差很多。假如你有高血壓的毛病，倒立的時間不要超過三分鐘，以免出問題。

通常在半夜、沒人、沒有狀況之下，大多數的值班人，總會不由自主地「閉目養神」一番，人一鬆懈後，身體常會後傾或頭部左右傾斜，以致頸椎容易受力不平均，造成頸肩酸痛僵硬。建議醒來後，應馬上做一做體操中的「側身運動」，一手插腰，一手舉高橫跨頭上，然後側彎腰，同時伸展手臂，幾下後再換邊伸展，以促進頸腰椎的循環，以免造成頸椎骨刺。

熬夜「半倒立」運動

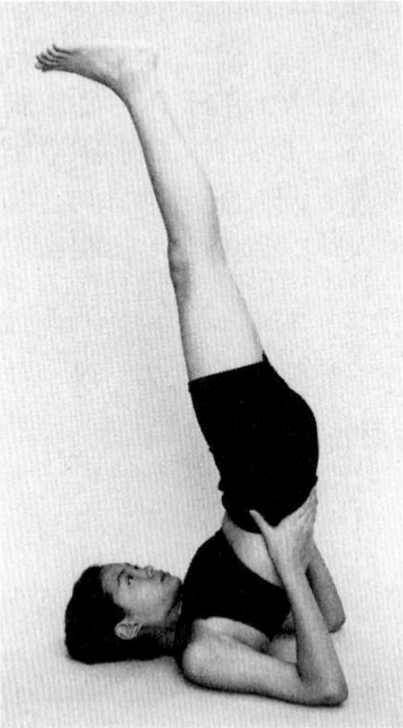

5.開車族

計程車、公車、遊覽車、交通車、貨車、卡車等各型車輛的司機朋友、外勤業務員等，都是以長期開車為生，為了全家大小的生計，往往等到尿急、肚子非常饑餓或臨時有事要打電話時，才會找地方停車歇一會，加上每天各式各樣的交通狀況所造成的無形壓力，久而久之，造成許多身體的負擔和病痛，甚至是連自己都不知道的毛病。

至於累積疲勞會造成什麼問題，筆者舉幾個實例，或許各位司機朋友會更瞭解：

案例一：謝先生，計程車駕駛，由於每天需要「費心耗神」去踩煞車、加油門、閃躲危險、找客人、尋目的地等，常常遇到想吃飯及尿急時，偏偏都有客人要搭車，生理需求一延再延，這種無形壓力，幾年下來，一開始時他先是覺得有些消化不良、排便不順等現象，漸漸食慾沒有從前那麼好，而且吃完就會胃脹氣，撐在那邊很難過，然後體力愈來愈差，等到上醫院檢查後，已是胃癌末期，雖然經過開刀治療，拖了一年多還是走了。

案例二：林先生，計程車駕駛，平日比較怕熱，冷氣總是對著臉吹，即使不開冷氣時，也都搖下車窗，享受春風滿面，有一次感冒了，他仍然開著窗吹風，結果臉歪一邊，大小眼，吃東西時嘴巴合不攏，水會從嘴角流下來，變成了顏面神經麻痹，治了二、三個月，雖好了大半，嘴角仍然有些斜斜的不自然表情。這是因為他平時每天迎風吹臉，日久臉上的微細循環網路已逐漸麻痹而不自覺，加上感冒時，病毒就直接攻擊此處，而造成部份顏面神經癱瘓。

案例三：李先生，卡車司機，常需長途運貨，長久以來，每次在休息站尿尿時，都發現尿尿中有許多泡沫，顏色黃濁，加上為了打起精神開車，總是一瓶一瓶的喝提神飲料，這些提神飲料事實上含有許多刺激的成份（如咖啡因等），容易上癮且需越喝越重，才有感覺，可是這樣一來，這些成份往往會傷害肝腎功能，最後變成肝硬化或腎衰竭等嚴重問題。想要提神的話，不妨每隔一小時，吃點酸的東西，刺激調整肝的循環，就可消除、中和疲勞，像含酸梅、奇異果汁、酸梅湯、檸檬汁、柳丁汁、山楂片等，或者切半個檸檬放在駕駛台，想打瞌睡時，趕快抓過來吸一下，馬上會讓您的精神為之一振！

先生的職業如果是開車的行業，做太太的除了每天要擔心他的行車安全外，更要憂心他的健康。一般而言，司機朋友所注意到的毛病，多半是現在已經出現的問題，如腰酸背痛、膝蓋酸痛、疲勞、眼花、眼睛酸澀、肩頸酸痛、手肘酸痛等等，卻往往忽略了日積月累所造成的深層毛病或慢性病，如胃病、肝病、腎臟病、口眼歪斜、膀胱炎、慢性腎炎等毛病。以下一些建議，司機太太們不妨督促先生多注意：

想要減輕腰酸背痛，可在遇到紅燈

時，左右搖動一下您的雙腿，紓緩膝蓋的酸痛、小腿酸軟或僵硬。即使在行駛當中，一腳踩著油門，仍然可以抖動您雙腳的腳趾頭，來改善末梢循環。假如每隔幾小時停在路邊伸伸懶腰，鬆弛一下脊柱，或站著把腳伸直，把腳尖往上往內翹，使整隻腳的背後感覺酸痛，整條腳的循環會變得較有彈性而不疲勞。

司機朋友們每天長程的駕駛和長期開車，往往眼力會過度消耗，感覺模糊不清、眼睛沉重酸澀、疲勞、眼花，不妨短暫用一手駕駛（同時注意安全），用另一手掐耳朵各處，因為整個耳朵有近百個穴道可調整身體，尤其「耳垂中央」部份是「眼睛的反射穴位」，要多刺激幾下。

或者含一顆酸梅，提神醒腦一番。

眼睛疲勞按摩穴道部位

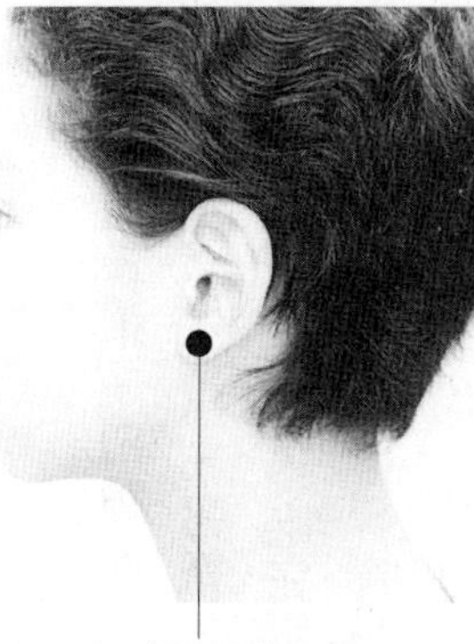

另外建議平時可到超市購買生的青仁黑豆，到中藥房買黃色的杭菊花，每日以黑豆三大湯匙和菊花十朵，以十碗水放進電鍋熬成茶，內鍋用二杯水，然後放涼，裝入水瓶，隨身帶著喝。因為黑豆及菊花都有明目的作用，時常喝就可解決眼睛不舒服和目視不清的問題。

回春功：至於肩頸酸痛問題，仍可一邊開車，一邊將您的左右肩膀連續向後旋轉繞圈子運動，先將左肩「向後」旋轉一圈後，緊接著將右肩「向後」旋轉一圈，然後左肩又開始繞，左右肩一直重複繞圈子運動。此乃「回春功」的基本式，意思是您多練習的話，不僅可放鬆肩頸部的緊張，亦可運動到您主要的內臟，恢復到年輕的身體。

假如有手肘酸痛，記得少吹點冷氣冷風，尤其不要讓風口對著手肘，因為臺灣是海島型氣候，非常潮濕，即使是夏天，風與濕氣很容易侵入筋骨，得常把手肘關節摩擦生熱，或多掐一掐外側的「曲池穴」，在肘尖與肘橫紋的中點，來改善肘痛。

開車的人亦常有胃腸方面的問題，不妨常吃薏仁糙米粥、四神湯、薏仁湯、燕麥片、山藥粥、小米粥等，來保護「胃氣」，特別記得在路邊吃完飯後，不要馬上急著開車，容易影響胃腸的功能，至少應該「左右」搖一搖臀部三五分鐘（上半身保持不動，只搖晃下半身），以助消化吸收。

手肘酸痛按摩穴道部位

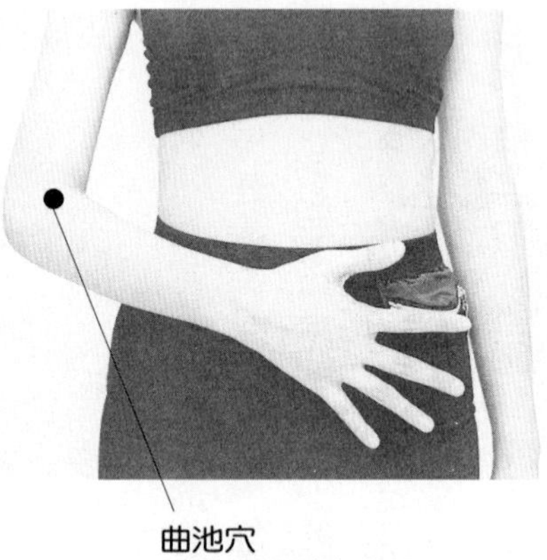

另外，開車的朋友多半是愛吃檳榔的人，在天冷或疲勞時，最喜歡咬一顆檳榔，享受那辛辣的感覺，然後精神為之一振。但檳榔吃多了會損壞到眼睛的功能，助長體內火氣，甚至導致口腔癌，且藥力一過，人會更加疲勞。

最後提醒您，不要穿拖鞋或高底的鞋子開車，因為需要緊急煞車時，往往會踩得脫線滑開或踩不到煞車板的底，造成更大的危險。也不要抽煙，除了對肺部不好，煙會耗掉很多的氧氣，使您更疲勞。當然更不要喝酒，即使喝一點點都會影響腦部的判斷，使您的反應變慢變差，造成可怕的車禍，得不償失。

6. 汽車業工作族

汽車修護人員在修理引擎風扇時，常會被自動旋轉的扇葉所削傷，有的人甚至會被削掉手指頭。燒焊時，也常由於焊槍高溫及火舌長，一不小心，自己的皮膚往往會被燒成白化，挺嚇人的，剛開始的時候還沒有感覺，過沒多久，就長水泡化膿，疼痛不堪。

由於常需蹲著或彎腰以拆卸、組裝各式各樣的零件，汽車修護人員最常見的病痛有腰痛、臂痛、腕痛、膝痛等，最好的辦法是在工作時，不妨喝一點酸的飲料，如檸檬汁、果汁醋、奇異果汁、酸梅汁、葡萄汁等，和大量的水，酸的東西進入人體後，大都會變成鹼性，可中和或消除體內的酸疲勞。回家後再泡個熱水澡，記得水中要加幾大匙白醋，一邊泡澡時，一邊再小口小口喝冷開水，讓體液更新得更好，更能徹底消除疲勞。

另外修車廠大部份是鐵皮屋建造，不但燥熱，且空調不佳，鼻及肺部常會受到噴漆、灰塵、引擎排煙等污染，皮膚也常因接觸油污而導致粗糙發癢。建議常吃白木耳百合蓮子湯、杏仁茶、蓮藕茶、黑木耳、豬肺湯、豬血湯，來清肺潤燥、滋養皮膚、增加免疫力。至於難洗的油污黏在身上，可用「黃豆粉」來清洗，既環保又不傷皮膚。黃豆粉可在大超市、雜貨店或健康飲食店買到。

7.水電工作人員

水電工作人員在工作時，因屋主要求或設計所需，常常得修改配電線路、開關等等，必須使用電鑽來鑽磁磚或其他堅硬的牆壁，因此常被銳利的磁磚碎片或其他小塊屑片噴到受傷，眼睛也常被鑽孔時的灰屑噴到而難過。受傷時，又常因為要趕工的緣故，多用隨身的電氣膠布封住傷口，使之不流血，等回家後再處理傷勢，但這樣往往會造成傷口發炎潰瘍，不易痊癒或留下疤痕。

對於容易外傷部份，外出工作時，可隨身攜帶傳統著名癒傷中藥「紫雲膏」來應急，可快速癒合傷口。紫雲膏乃紫根、當歸、胡麻油、黃蠟、豬油等天然中藥食物合成，具有消炎、鎮痛、殺菌、止血及生肌作用，中醫常用於擦傷、刀傷、燙傷、皮膚皸裂、痔瘡、富貴手及搔癢等症，為居家應急療傷良好藥膏。目前已有科學中藥GMP藥廠（合乎國家製藥標準藥廠）製成軟膏銷售，讀者可多跑幾家中西藥房購買。

另一方面，由於常使用強大震動力的電鑽，結果造成肩痛、骨膜炎、容易肩膀脫臼、背痛等毛病。建議多吃生的松子、糖炒栗子、紅燒海參、豬腳筋、蛤蜊、干貝、淡菜等，這幾種食物可加強筋骨、增長力氣。生松子可在南北貨商店或生機食品店購買，糖炒栗子可在夜市或熱鬧的街市買到。

也可做一個簡單動作「左右分擊」來改善肩背的循環與機能，站著或坐著，先深深吸一口氣，左右手各舉在左右耳朵旁邊，左右掌的掌心向外，由耳朵旁邊，各向左右方緩緩推去，同時以口緩緩吐氣，推到手能伸到最長的位置，然後再把雙掌收回到耳旁時，同時緩緩吸氣，然後再推掌出去，如此重覆動作，每日早晚做個五分鐘，就可漸漸減少肩背酸痛了。

改善肩背循環
「左右分擊」運動

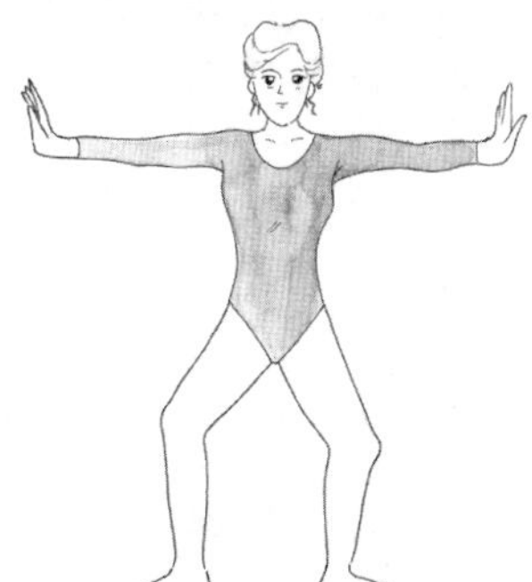

左右分擊
左右掌往外往上翹，各自由耳側向外推，同時吐氣收回時吸氣，重覆做。

另外，工作壓力大時，容易緊張，常會使胃腸蠕動失常，幽門痙攣，消化不良，有時腹瀉，有時便秘，連帶導致免疫力低落。這時候我們可以時常按摩或指壓「中脘穴」，因為它可以調節胃腸功能，使胃腸蠕動及胃酸分泌趨於正常。而且對於脾臟功能亢進，白血球減少，也有調整的效果，故可增強機體免疫防衛功能。中脘穴位於劍突（左右胸骨結合突點）與肚臍的中點，大約上腹部的中央。

調節胃腸功能按摩穴道部位

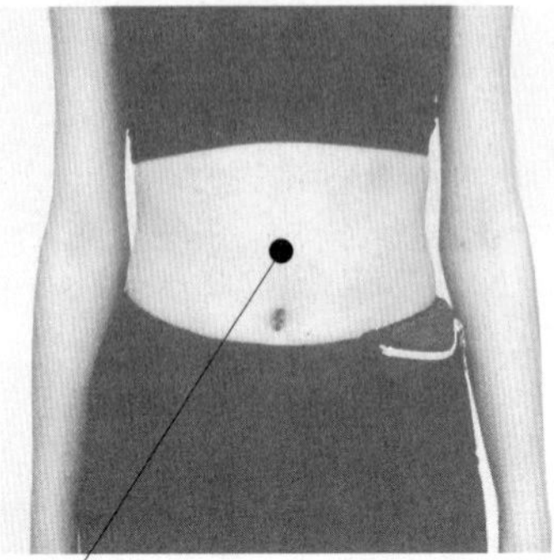

中脘穴
在腹部正中線上，肚臍與劍突的中點

8.金融工作人員

銀行、合庫、合作社、證券業等工作人員，由於長期與數字、鈔票、數鈔機、電腦及焦急的客戶接觸，胃病、感冒、口乾舌燥、頸肩痛、腰痛最常見。

長期吃胃藥的結果，往往會排便不正常，沒有食慾，面帶菜色。建議午飯後不要馬上趴著睡，不妨出去走一走，不要讓還沒消化的食物，堵到橫膈膜與肚子。在兩餐之間，可用「逆式呼吸」來調整胃腸機能，緩緩吸氣時，腹部同時儘量縮小，吸到不能吸的時候，憋住呼吸，憋不住時再放鬆。然後重覆幾次，坐著或站著都可以練，方便又有用。

由於鈔票中藏有無數的細菌與病毒，只要身體稍微疲勞些，銀行的同仁們很容易就感冒了，一個傳一個，抵抗力弱的人，似乎一直在感冒。感冒時常會引起咳嗽、喉嚨不舒服，令人非常難過，甚至於無法好好睡覺，但隔日又要上班工作，所以許多行員會先直接選擇購買「川貝枇杷膏」來吃，想立刻解決這惱人的問題。

事實上川貝枇杷膏的組成涼而滋

風熱型感冒按摩圖

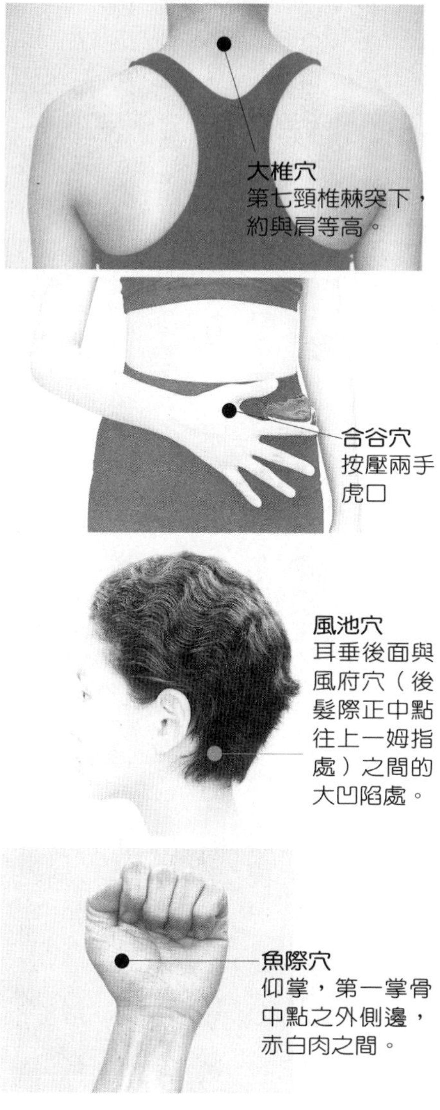
大椎穴
第七頸椎棘突下，約與肩等高。
合谷穴
按壓兩手虎口
風池穴
耳垂後面與風府穴（後髮際正中點往上一姆指處）之間的大凹陷處。
魚際穴
仰掌，第一掌骨中點之外側邊，赤白肉之間。

潤，較適合「風熱型的感冒」，如痰較黃稠、舌苔薄、咳而不爽、口渴咽痛、脈搏較快等症狀。風熱型的感冒可按摩雙手虎口（合谷穴）、肘關節（曲池穴）、後頸根（大椎穴）、後腦袋枕骨左右下方的凹陷處（風池穴）、大拇指下方的手掌肥肉中央部份（魚際穴），來清肅肺氣及疏風解熱。

假如您的感冒咳嗽，會喉嚨癢癢的、鼻塞流清涕、脈搏較緊、有白色稀稀的痰及白色薄薄的舌苔，是屬於「風寒型的感冒」，吃了反而會使咳嗽更嚴重，或拖長痊癒的時間，得注意囉！風寒型的感冒可按摩雙手虎口（合谷穴）、後腦袋枕骨左右下方的凹陷處（風池穴）、手

風寒型感冒按摩圖

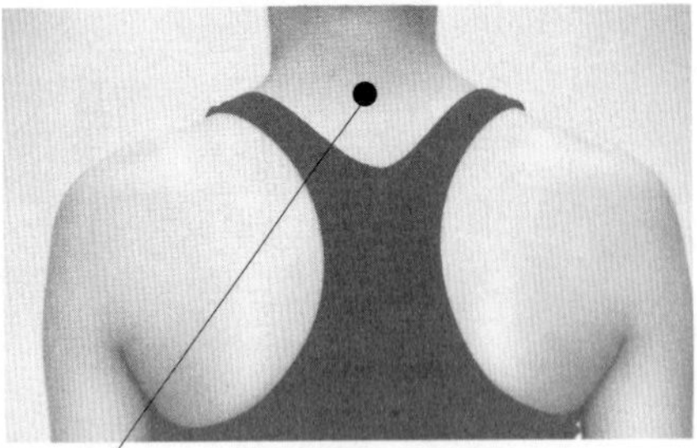

大椎穴：第七頸椎棘突下，約與肩等高。

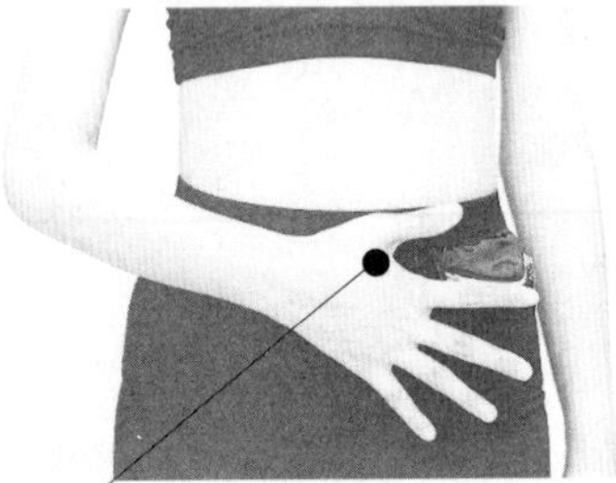

合谷穴：按壓兩手虎口

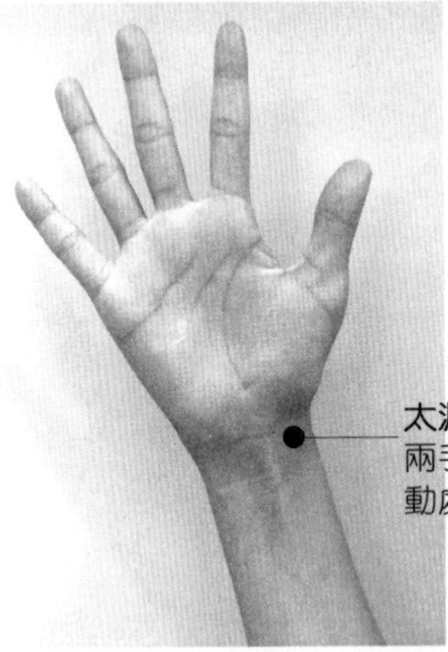

太淵穴
兩手脈搏跳動處

腕脈搏跳動處周圍（太淵穴）及後頸根（大椎穴），來祛風散寒及解表宣肺。此時不妨常喝熱稀飯，熱粥可以提供「穀氣」，增添抗病能力。

坐櫃台的行員，常需不斷與客戶解說交易的程序，自然口乾舌燥，在桌上不妨隨時準備一杯酸梅湯或金桔茶，但要小口小口的喝，因為梅子與金桔都有抑制病菌及潤喉作用，可防止與客人第一線接觸而感冒。假如真的忙到無暇喝水、上廁所時，應多多自我攪動舌頭，產生唾液，來滋潤自己的咽喉。

至於頸肩痛，可用自己手掌上緣的虎口地區，自我拍打肩膀靠脖子的部位（即針灸的肩井穴，頸根部大椎穴與肩峰連線中點）三十至六十下，例如左肩頸痛用右手虎口敲打左肩，右肩頸用左手虎口敲打右肩，敲打程度以能感到酸痛即可，不可過重。

腰痛時，應該多多按摩內踝後方區

頸肩痛按摩穴道部位

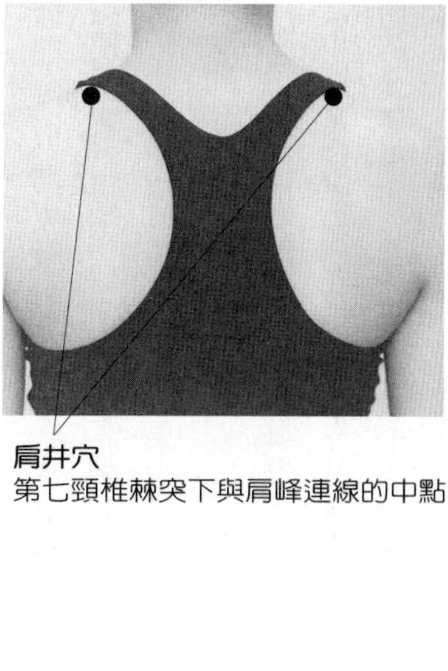

肩井穴
第七頸椎棘突下與肩峰連線的中點

腰痛按摩穴道部位

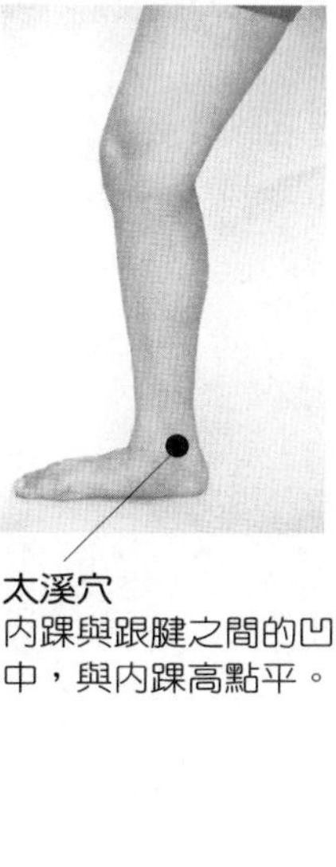

太溪穴
內踝與跟腱之間的凹陷中，與內踝高點平。

域，如內踝尖與跟腱之間的太溪穴，有治療腰脊痛的作用，宜每兩小時以大拇指按壓數次，每次按壓一分鐘能感覺到酸痛，才有作用。

9.運動員

運動中，足跟突然劇烈疼痛，即使輕輕碰觸，痛得更厲害，無法用腳尖站立，難以行走，更不能跑跳。這可能是足踝周圍循環不佳，猛然運動後，造成跟腱扯傷或破裂。一般多用繃帶及石膏包紮，但往往需要六至八個禮拜才能拆掉，而且拆除後穿鞋子時，還須用軟墊墊高足跟部二到六個星期，較為耗時。

建議除了藥物外，可配合使用遠紅外線物理治療，照射足跟或腳底，來消炎消腫，改善微循環。照射距離40公分，照射時間需40分鐘，每天早晚各一次，可縮短一半以上的療程。如台北耕莘醫院中醫部、林口長庚醫院中醫部、花蓮慈濟醫院中醫部、門諾會基督教醫院中醫部、成功大學附設醫院皮膚科等，均使用寬譜國際健康股份有限公司的「寬譜遠紅外線自療儀」，效果頗佳，讀者可詢問參考。

運動員激烈運動時，由於膝關節彎曲，當小腿及腳掌還在地上定點時，突然一個狀況逼得運動員扭動膝部，造成軟骨撕裂，膝蓋腫脹，不能伸直。如籃球賽、網球賽、橄欖球賽等，膝蓋常需快速動作及緊急煞車，最容易受傷。此時多半需送到醫院開刀切除撕裂的軟骨，但癒後運動員的技巧可能大不如前，且十年以後可能容易罹患骨關節炎。

建議在開刀痊癒後，每天早晚用雙手摀著膝部，然後做十五分鐘的深呼吸，深呼吸時集中精神使雙掌發熱，來改善膝功能。另外多按摩膝蓋周圍，並多吃海參、髮菜、海帶、白木耳、小魚、豬腳筋、雞腳或豬腳的白色軟骨富含膠質部份的食物。假如得騎機車上班，記得戴護膝，或穿兩條褲子，以免膝蓋受到風寒，再度引起不適。

10. 廚師

廚師、小吃店老闆等餐飲業者，常年需長時間站著炒菜、煮東西，在狹窄、燥熱、油煙多的空間裡工作，為了趕著出菜給客人享用，除了炒鍋的大火外，往往心頭一把火，無法澆熄。若再加上吃得較辛辣重口味，日子久了難免會有口乾舌燥、乾咳、胃病、腰部酸痛、手麻、腳重腳腫、血壓高及肥胖等毛病。

建議在心情調適上，不要讓客人或伙計的陣陣催促聲，影響到你的情緒，保持頭腦清楚，按先後順序或每桌先出一盤的方式，冷靜地出菜，均勻照顧到每一桌的客人。千萬不要性子一急，就猛灌冰飲料，會使胃腸的吸收功能受到影響，剛開始也許不覺得胃痛，但慢慢就會造成虛胖、大便不正常。應多喝白開水、枸杞菊花茶來解渴消火。

一般餐飲店的廚房多是狹小悶熱，如果無法再利用各種空調來改善空氣，不妨用煮米鍋加水放入冰箱，結個大冰塊，放在身旁，可幫助幾個小時的降溫。至於口乾舌燥、乾咳，可多吃水份多的水果，如蓮霧、橘子、西瓜等，並常喝菊花茶、酸梅湯、洛神花茶、小麥草茶、冬瓜茶等來消火解渴。

炎熱乾燥的夏天裡，在廚房工作的人更加煩躁，這時候我們常說要多吃一些能「生津止渴」的食物來消暑解熱，以中醫觀點，體內「津液」充足的話，不僅能解渴，還能潤澤肌膚，滑利關節，協助組成血液，及滋養腦髓的生理功能，因此應多吃甘蔗、水梨、桑椹、蓮藕、白木耳、海帶、海苔醬、仙草、愛玉、蒟蒻、海參等來補充津液，預防這些地方出問題。再次提醒您不要一直吃冰的食物，以免影響您的氣管、腸胃、子宮及血液循環系統。

若因炒菜、久站所引起手麻、腰部酸痛、腳重腳腫等症狀，可在上班時間的炒菜空檔，不斷地左右搖晃自己的臀部、膝部（但上半身保持不動），晚餐後若有時間，再用熱水泡腳十五分鐘，水中加三大匙白醋，熱水蓋過腳踝即可，來促進循環，消除累積的疲勞。

至於因油氣、熱氣及嚐味道吃了過多食物等，所引起的血壓高及肥胖等循環障礙，不妨每週選擇一天來做「水果斷食」，餓了就吃水果，如奇異果、木瓜、柳丁、酪梨、葡萄、蘋果等，不能吃其他東西，促進腸子的蠕動，來清理身體中的雜質，身體就會輕鬆很多。

11.久站族

每天必須站著工作很久的人，像商店店員、飲食店工作者、老師、剪票員、理髮師、交通警察、專櫃小姐、士兵站崗、賣小吃的、賣菜的等工作，往往會造成腰酸背痛、靜脈曲張、膝蓋緊酸、水腫、腳氣、腳瘀青等毛病。

以中醫觀點，「久站傷腎」，腎主骨，主下肢循環，中醫常用知名入腎作用的傳統老藥方「六味地黃丸」（適体質較燥熱者）或「腎氣丸」（適合體質怕冷者）丸劑，每日空腹服用三次，每次用量十顆藥丸（如梧子大），來調理腎臟及腰腳循環。目前各藥房亦有販賣國家製藥水準藥廠（GMP）所出的科學中藥（藥粉包裝），更為方便衛生，每日空腹服用三至四次，每次用量約4.5公克，服用期間的長短，視個人情況而定，最好請教中醫師的意見。惟感冒及月經來時不要吃，以免有不良的影響。

在穿著方面，首先儘量不要穿高跟鞋，或完全平的平底鞋，因為兩者都會讓身體重心受力點不平衡，造成腰酸背痛、腳痛。也不要穿太緊的衣褲，如束褲、緊身牛仔褲等，這都會影響身體的微循環，稍微碰撞，身上就一塊一塊瘀青，久久不散。

至於食療方面，應該多吃黑豆漿、芝麻糊、核桃南棗糕、紫菜湯、髮菜、烏骨雞、水煮蝦、螃蟹、麻油炒腰花、紅燒海參、鯉魚薑絲湯、雞骨干貝湯等，以補益腎氣，或助益筋骨、利關節。

最重要的是，每站一小時，可用「單腳旋轉腳踝」運動，來幫助腰腿循環，因為腳踝周圍，都是腎臟經絡的主治穴道。比如以左腳為重心來站立，右腳不斷向右、向外旋轉三、五分鐘；或站右腳，將左腳往左、往外旋轉，兩腳都做，效果更佳。此外，可不斷地「抖動您的腳趾頭」，大小腿不動，僅運動腳趾頭，可改善腳的末梢循環，由於是在鞋子裡頭運動，不會影響您的工作或顏面。只要這兩個動作常常做，您就不會有酸痛及蘿蔔腿了。

12.必須講話多的人

每天必須講很多話的人，像廣播電台主持人、教師、教授、醫生、博物館解說員、導遊、新聞播報員、電台電視台節目主持人、演員、業務推銷員、總機、店員、歌手、DJ、小販、一一九、生命線工作人員等職業，比較容易發生喉嚨乾痛或紅腫、扁桃腺發炎、口乾舌燥、火氣大、沙啞、沒有聲音、精神疲勞、頸側緊痛、吞嚥困難、睡不好、睡不夠、便秘、乾咳等問題，雖然不舒服，但每天仍然必須使用它，非常痛苦。

首先您必須少吃冰、冰飲料、汽水、可樂、氣泡飲料、西瓜、香瓜、椰子汁、葡萄柚、小黃瓜、冰啤酒、冰咖啡等寒性食物，因為冰寒的東西會讓氣管縮小，氧氣吸收量變少，講話唱歌就沒中氣了。

另一方面也不要吃炸、烤的食物，如炸雞、香雞排、鹽酥雞、炸排骨、薯條、餅乾、烤魷魚、芝麻球、油條等，因為這些東西都會消耗口腔津液、體液，使喉嚨、氣管、扁桃腺等較容易發炎，使胃腸燥熱，產生脹氣和口臭。

不妨常吃能潤燥、生津、退火、解渴的食物，如：

1.**水梨燉貝母**：一個梨子洗淨，不去皮切成四半，加二錢貝母及一碗水，用小碗公裝，放進電鍋燉，外鍋水用半杯量杯即可，貝母可在中藥房購買。

2.**熱楊桃茶**：兩個楊桃切片，燉一大匙麥芽糖，或至傳統市場直接買濃縮楊梅汁，以一比六比例沖熱水喝，可化痰止咳。

3.**杏仁茶**：三百西西熱開水沖一大湯匙的杏仁粉，加一小匙貝母粉、冰糖，貝母粉可在中藥房購買，可增發聲力氣。

4.**白木耳蛋清甜湯**：二人份用白木耳十公克，冷水泡半小時，加水三、四百西西，及一個蛋白，小火燉爛，再酌量加些冰糖，非常適合喉嚨乾痛的人。

5.**黃色蜜餞橄欖**：飯後吃一顆，可常保喉嚨順暢，有抵抗力，並強化扁桃腺。

6.**燒仙草**：常喝純的燒仙草，可利尿、退火及滋潤氣管。

7.**酸梅或酸梅湯**：口含酸梅生津止渴，消除疲勞。

8.**檸檬愛玉湯**：愛玉加上新鮮檸檬汁，清涼退火又富含維他命。

9.**龜苓膏**：黑色中藥甜點，多半附有小包蜂蜜，利尿降火，可到超市或冷飲店購買。

10.**雪蛤膏**：東北蛤士蟆冬眠前所儲藏的脂肪營養物質，滋潤肺胸，營養豐富，可至大超市購買瓶裝禮盒，或到港式冰飲店購買，吃起來像白木耳、燕窩的味道。

11.可到中藥房購買人參鬚三錢、麥門冬三錢、甘草一片、五味子五粒，以熱開水三百西西沖泡五分鐘再喝，一包量可沖二、三次，此帖中藥名為「生脈飲」，能補充腦部氧氣，避免飯後就昏昏欲睡，亦可潤喉、加強肺活量，使講話持續有力，不妨常泡來喝。

假如身邊沒有點心可吃，除了多喝溫開水，幫助喉道新陳代謝外，可不斷攪動旋轉自己的舌頭，來產生唾液（古稱玉液瓊漿），滋潤喉嚨，就好比男女戀愛接吻時，那麼快樂舒服。並可用自己的單手，不斷按摩頸部的最上方左右兩側凹處（連接下巴下方的區域），例如用右手覆蓋自己脖子最上方時，右大拇指在脖子的右側面，其他四指在脖子左側面，按摩時只需用大拇指及食指前後揉動，脖子兩側即會覺得微微酸痛。這個動作乍看來，有點像是要掐住自己脖子自我傷害，事實上只要常常按摩，就可加強喉部的功能。

另外常壓耳垂正後面的凹陷處：可用手指用力按壓耳垂正後面的凹陷處，此乃針灸的「翳風穴」，壓的時候您會感到特別酸痛，那一方面表示壓對地方，另一方面則是說明您頸部的循環已太疲勞了，需要多壓幾下。

頸部疲勞按摩穴道部位

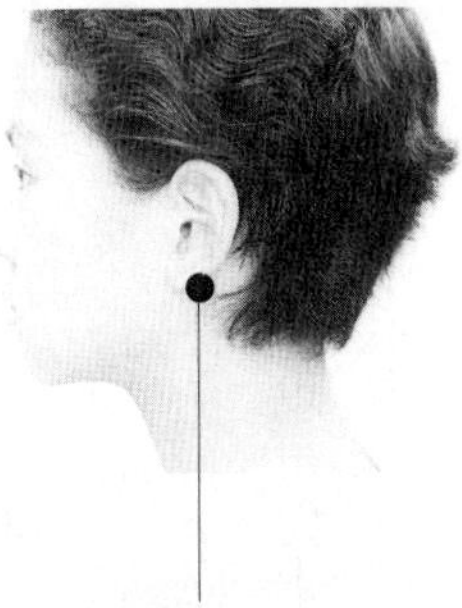

翳風穴
耳垂正後面凹陷處

13. 失聲族

有的人聲音常啞啞的，有的人會突然失聲，有的人一感冒就喉嚨痛，有的人常口乾舌燥，有的人想罵人卻吼不出聲，究竟聲帶該怎樣保養呢？

1. **少喝刺激的飲料**：如咖啡、茶、氣泡飲料、啤酒、烈酒等，這些大多含咖啡因，有利尿作用，或刺激收斂太過，或灼熱，造成聲帶滋潤不夠而受損，影響到發聲。
2. **不要太靠近耳朵說話**：很多公共場所非常吵雜，如演講會場、卡拉OK包廂、車站、機坪等，為了讓對方聽清楚你到底講什麼，常會拉高嗓子，用力大聲說話，以致傷到聲帶，而不自覺。建議可用寫的來溝通。
3. **不要一次說太久、太多話**：如打電話聊天，一聊就是二、三個小時；或演講教課時，中間沒有稍微停頓，喝個水，休息一下。

4.**不要在乾燥環境待太久**：如冷氣房中、長途飛行、風沙多等乾燥地區尤其對喉嚨聲帶不利，應準備礦泉水，隨時隨地小口小口的喝。

5.**不要時常用力清喉嚨**：「嗯哈！嗯哈！」太用力清喉嚨會造成聲帶的傷害，應多攪動舌頭產生唾液，多吞口水或緩緩喝溫開水，可緩解沙啞的情形。

6.**睡眠品質要佳**：假如常常晚睡或熬夜，就會影響到肝腎功能，使得身心疲勞，自然就氣不足，說話沒力量，建議晚上十一點前上床睡覺。

7.**不要緊張鬱卒**：緊張會使頸部肌肉賁張，說話就不順利；鬱抑則會使聲音膽怯，兩者都無法使聲帶展現最佳狀態。

8.**不要吃太多維生素C**：服用高劑量的維他命C會造成聲帶黏膜太過乾燥，反而讓聲音變沙啞。有很多婦女朋友為了美容養顏，或怕感冒的人，為了保養身體，每天都會吞下五百毫克的高單位維他命C一至三顆，只要一停止服用此高劑量維他命C，聲音沙啞的情況就馬上改善了。

9.**用丹田力量發音**：記得講話時，多用丹田力量發音，丹田在肚臍直下四指寬處（約下腹部中心位置），不僅體力消耗較少，較不會累，也可使中氣保持水準，散發磁性吸引力。剛開始練習腹部丹田力量發音時，「嘴型不動」，嘴巴微張一條細細的縫隙，然後試著用腹部發出正確的字或一串字，練習久了，即使嘴型動了，也會習慣用腹部發聲，就不會累歪歪了。

此外，要多吃能滋潤喉嚨的食物：如燒仙草、蓮藕茶、桑椹汁、杏仁茶、白木耳百合湯、蒟蒻、髮菜、山藥、果醬、金桔茶、海參等，並少吃乾巴巴的東西，如泡麵、炸雞、炸排骨、烤魷魚、薯條、煎餅、餅乾、爆米花、香腸、芝麻球、油條、炒花生等，以免口乾舌燥，喉嚨不舒服。

14.消防人員

一通緊急電話，消防隊的弟兄或義消們，就得辛苦奔波於炙熱的火場中滅火救人，由於常常必須處於惡臭難聞的濃煙中，鼻子、氣管、喉嚨及肺部，濁氣佇足在呼吸道中，時常會令人鼻癢、喉嚨乾痛、胸部悶悶不樂、呼吸不順暢。

另外由於火苗迅速擴散的威力，房子的結構快速崩塌解體，也常造成許多隊員割傷、摔傷，留下疤痕累累。外傷還好醫，內傷、骨折則常造成後遺症，如天候轉變時骨節酸痛，摔傷處不定時有小抽痛、無力等。

對於鼻癢、喉嚨乾痛、胸部悶悶不樂、呼吸不順暢等空氣污染鬱積問題，可常吃「黑糖蓮藕糊」來改善：藕粉半碗放入平底鍋中，先用冷水一碗調勻，再加水八分滿，一邊煮一邊攪拌，以免結塊，煮至熟紅色，再酌量加些黑糖，就成了美味的藕糊了，早晚吃一大碗，是氣管最佳保健。注意不要買到假的藕粉，在有機蔬菜專門店、農會等處較可買到真品。「黑糖蓮藕糊」除了滋潤去燥以外，尚含有大量的鐵質，是構成紅血球的重要成份，可幫助紅血球更新及攜氧更充足，故有活血化瘀及補血生新的作用。

另外，隊員們剛離開火場時，或坐或站，都可以做「蛤蟆功」來加強肺部吸氧排毒的功能，此動作像蛙式立泳的上半身動作，如雙手以弧形方式向左右上方打開，同時仰頭以鼻子緩緩吸氣，然後低頭以嘴巴緩緩吐氣，同時兩手往下收回相對在胸前，這個動作重複多做幾遍，胸中頓時會感到開朗起來，頭也馬上清爽多了。常常抽煙的朋友，更是需要常做，以減少煙害。

蛤蟆功

兩腿靠攏微蹲，兩掌合在胸前，兩掌向下向左右分開時，仰頭吸氣。

加強肺部吸氣排毒功能

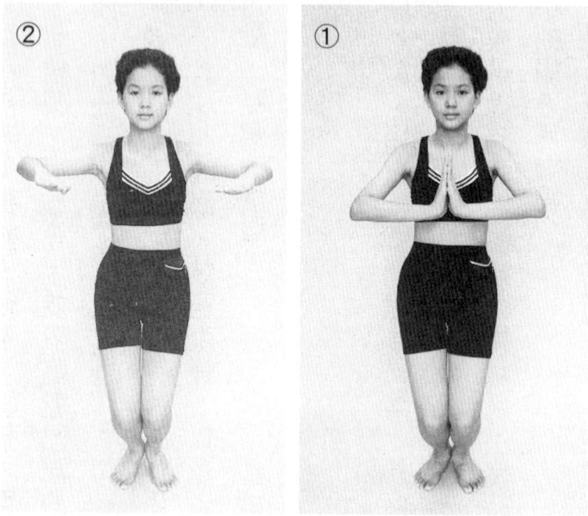

對於割傷、摔傷的外傷部份可用「紫雲膏」來快速癒合傷口，外出工作時，可隨身攜帶傳統著名癒傷中藥「紫雲膏」來快速癒合傷口。紫雲膏乃紫根、當歸、胡麻油、黃蠟、豬油等天然中藥食物合成，具有消炎、鎮痛、殺菌、止血及生肌作用，中醫常用於擦傷、刀傷、燙傷、皮膚皸裂、痔瘡、富貴手及搔癢等症，為居家應急療傷良好藥膏。目前國內已有合乎國家製藥標準的藥廠製成軟膏銷售，讀者可多跑幾家中西藥房購買。

至於內傷隱隱作痛，可請教中醫師，到中藥房購買科學中藥「加味逍遙散」及「桂枝茯苓丸」兩瓶藥粉混合均勻後，每天三次，每次服四公克，空腹服用，吃到沒有抽痛為止。

15. 空服員

空中小姐或空中少爺，因為薪水豐富，又可雲遊四方，世界各國走透透，成為許多少男少女羨慕的工作。但由於服務性質較特殊，必須承受高空氣壓、時差及飛航安全的無形壓力與工作空間窄小等問題，空姐、空少們常有失眠、胃痛、腰痛、頭痛暈眩、內分泌失常、青春痘、皮膚乾燥、月經不調等問題，很辛苦。

對於疲勞虛弱的月經不調、頭痛眩暈及失眠問題，可常吃「紅棗百合粥」來增加腸胃營養，有益肝血，補腦安神。紅棗粥需用十顆紅棗（在每顆紅棗的外皮上劃開幾道），一大匙乾百合或新鮮百合，一量杯糙米，加水六碗煮成粥。

並可在睡前多按摩自己左右小腿內側面的「三陰交」穴道五至十分鐘，本穴在內腳踝最高點往上算三寸（針灸用於計算身體的尺寸，叫「同身寸」，跟一般公寸不同，由膝蓋內側骨頭下緣處到內踝高點為十三寸），因此三陰交在內踝高點往上十三分之三正中處，即在內側脛骨後緣，此乃肝脾腎三臟經絡交會點，刺激此點可治療月經不調、腹痛、頭痛眩暈及失眠等症。

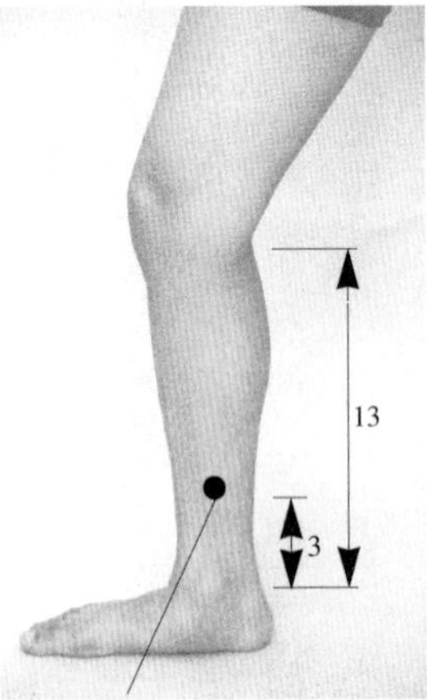

三陰交穴
由內踝最高點直上病人四指寬之處。

至於時差所引起的內分泌失常、青春痘、皮膚乾燥、失眠等問題，可在飛到當地夜宿時，用「三角倒立法」來轉換身體的錯亂時空磁場。首先選擇一面光滑牆面，距離牆角約三十公分處放一厚浴巾，彎腰將頭頂在浴巾上，雙手掌置於頭左右下方，然後將整個身體翻向牆壁成倒立狀態，約支持三至五分鐘，就可迅速刺激大腦產生有益的內分泌物質，如腦內啡、褪黑激素等，可調節身體不適。另外科學家發現，倘若使用光線照射膝蓋後面，可迅速把時差調整過來，而我們的雙手搓熱按摩也會發出遠紅外線，因此出國旅行引起的時差不適，要多按摩膝蓋後方正中區域（膕窩橫紋中央），相當於針灸穴道的「委中穴」，就可讓身體較快進入狀況。

調整時差按摩穴道部位

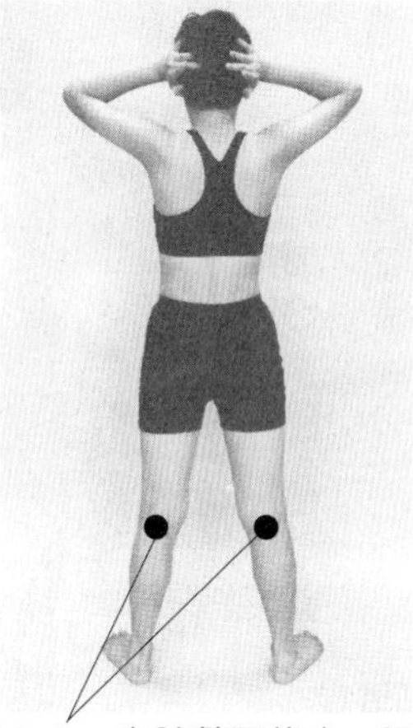

委中穴：在膝蓋正後方，膕窩模紋中央。

另外，機上餐點、茶水及禮品販賣的服務，常需彎腰準備與遞送，長期下來不免會引起空服員腰酸背痛，不妨每做完一趟服務後，在廚房做點伸展運動「彎弓大法」，如把雙手掌向上向後舉高，同時只用腳尖站立，將身體呈現一個向後的弧形曲線，呼吸保持和緩自然，記得這個姿勢至少支持90秒，才能調整到脊椎循環。

16. 理容從業人員

理髮師、美髮助理、美容護膚店工作人員等，由於工作上經常需要使用定型劑、洗髮精、美膚膏等化妝品，或彎腰幫顧客洗頭、按摩，或久站幫客人梳理造型，不斷接觸這類藥劑的結果，很容易就形成鼻子、喉嚨不舒服、手掌皸裂、手麻、肩痛、腰酸背痛、經常性腹瀉、沒精力等毛病。

為防止定型、清潔品等藥塵，所引起的鼻子過敏、鼻塞、喉嚨乾、肺病等問題，上班時間應多喝「溫開水」，來促進體內循環，讓化學物質藉由尿液、出汗新陳代謝出去。同時可常按摩「印堂穴」（兩邊眉毛中點，可治療頭痛、鼻病，亦為肺部、呼吸道的反射區）、鼻子兩側「迎香穴」及喉嚨兩側地區。並多吃白木耳蓮子湯、炒黑木耳、蓮藕粉糊、熱楊桃汁、梨子、枇杷等來強化及滋潤呼吸系統。

強化呼吸系統按摩穴道部位

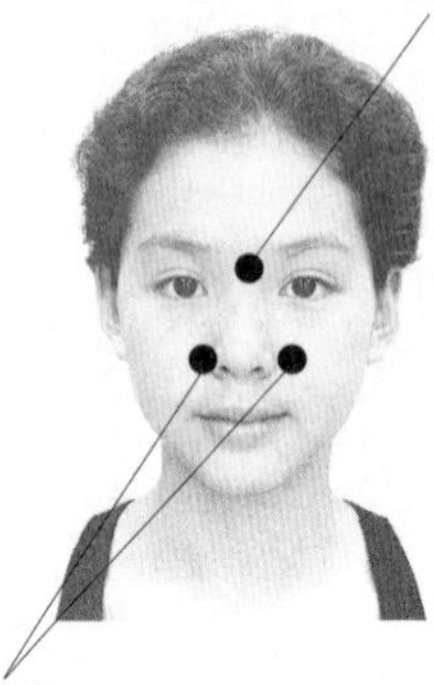

假如已經有悶悶的咳嗽、胸悶、痰阻、喉痛等現象，應帶個能確實過濾的好口罩，或可拋棄式口罩（非一般重複使用口罩），避免吸入更多的化學物，加重不舒服感。如果老闆娘或客人覺得戴口罩奇怪，不妨跟她們解釋這是保護客人的一種措施，這樣她們就不會怪罪於妳了。

肩痛、手麻、腰酸背痛可用一個簡單動作「彎腰低頭」來改善，雙掌疊在一起抱在後腦，彎腰將頭部往膝蓋靠近，同時以嘴巴緩緩吐氣，注意膝蓋不可彎曲凸出，此時膝蓋後面整條經絡，會感到特別酸痛，起身時以鼻子緩緩吸氣。此法可調節整個肩膀及脊椎，每隔兩小時，必須重複十次以上，效果才會達到。睡覺前更要做幾次，才能消除背部的疲勞。

對於手掌皸裂，可在幫客人洗頭

前，先準備可拋棄式的薄塑膠手套，避免手掌皮膚受刺激、破壞過多。在幫客人洗頭後，趕緊利用短暫的空檔，用一點點「紫雲膏」塗抹均勻在自己的雙掌上，不需要塗太多，因為紫雲膏很油且有效，一塗多整個手油油的，又有中藥味，您的客人會覺得很奇怪。紫雲膏可在部份的中西藥房買到，目前已有順天堂製藥廠做成軟膏形式上市。

另外平日必須多吃些「紅棗粥」，或「黃耆當歸茶」來補血補氣，營養手掌的肌膚。紅棗粥用半杯米，十個紅棗（在每顆外皮上劃開幾道，營養才容易出來），六碗水煮成粥；黃耆當歸茶則用黃耆二兩、當歸五錢，水五碗煮成二碗喝。這個方法對雙手經常要洗頭或有富貴手的人，是很有效的辦法，不妨持續吃它，直到好了

改善肩痛、手麻、腰酸背痛的運動

①

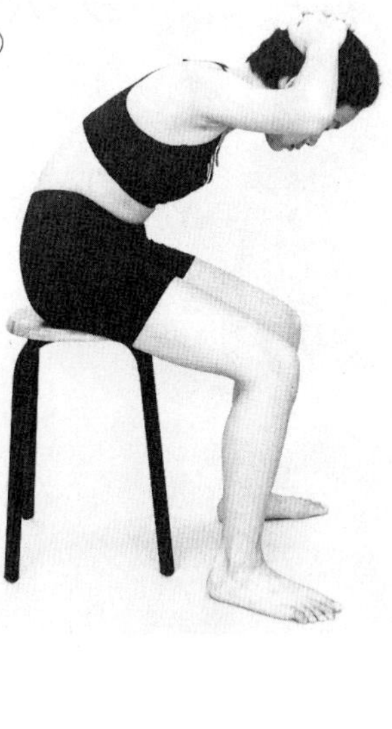

②

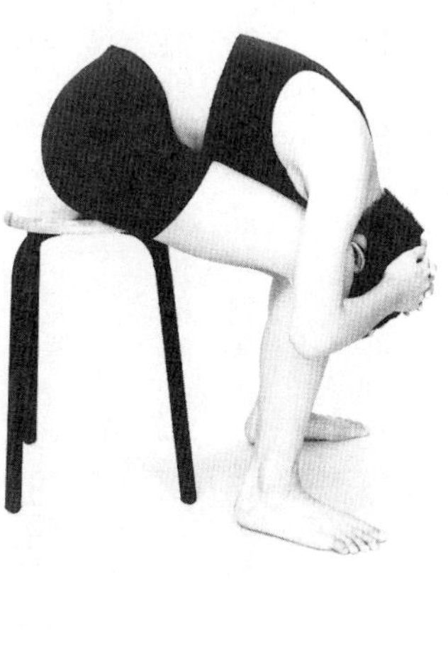

為止。

由於工作時常需使用吹風機、燙髮機等，加上修剪或按摩的動作，會使理容人員煩躁悶熱，因而猛灌冷飲，日久就變成經常性腹瀉，不但消化吸收不好，也造成新陳代謝不佳，越來越胖。解決辦法應多喝溫開水、少吃冰飲料，並多吃「薏仁糙米粥」除濕止瀉又苗條，半量杯薏仁及半量杯糙米，加水十碗，煮成粥。

長期幫客人按摩、推脂，常會消耗本身的元氣（能量），以致容易疲勞、沒精力、下班後就癱在沙發上等現象，尤其婦女朋友的氣本身就較弱，更容易疲勞無力。應在早餐前細細咀嚼一、二片吉林人參，吉林參便宜、有效，又不會過於燥熱，可以強心、補精神、增加氣氣的吸收。然後再吃一碗熱稀飯，和一大匙生松子或生核桃，因為熱粥可暖胃增力氣，松子核桃亦可提供充足的精力。或者每晚花十分鐘的時間，用吹風機吹自己的腰心，即肚臍的正後方的脊椎上，乃「命門穴」所在，可增強能量，就不會軟趴趴了。

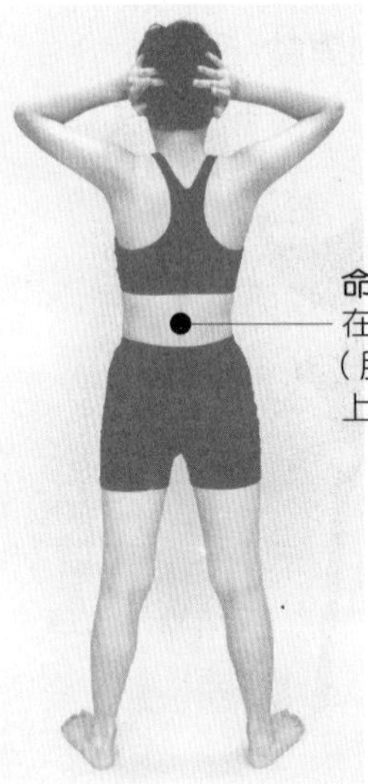

增強能量
按摩穴道部位

17.製衣工作人員

紡織廠作業員、服裝設計、修改衣服、家庭代工等工作人員，每天幾乎都是維持同一姿勢或動作，在纖維塵中工作，經常會造成手腕痛、手背到肩膀整條痛、脖子僵硬、胸悶、乾咳、腰痛、腿麻、眼睛酸澀、掉眼淚等毛病，由於每天仍需工作，等於每天還是過度勞累，耗損自己的健康，實在很麻煩。

對於手腕痛、手背到肩膀整條痛、脖子僵硬等問題，不妨利用兩個小動作來減輕疼痛，第一個動作是「回春功」，回春功的意思就是讓你回到青春健康的境界，方法是坐久了或站一小時以上，就要練一下回春功，先將左邊的肩膀往後旋轉，再將右邊的肩膀往後旋轉，如此不斷地交叉向後旋轉左右肩膀，這個動作不僅可以疏導肩頸手臂的循環，也會運動到內臟，每一個人隨時隨地都可以練習，非常有益身心。

第二個動作是「左右分擊」（見P.33），方法是站著或坐著，左手向左方伸直，左手掌向外向上豎起；右手亦向右方伸直，右手掌向外向上豎起，此時兩邊手腕、肩膀都會感到些許發脹與發麻；然後鼻子緩緩吸氣，雙肩微微上提、收縮，同時左右手同時也跟著稍為收縮，記得收縮時手肘不彎曲，嘴巴緩緩吐氣時，左右手仍然豎著往外推到底，此時兩手掌會感到有股氣往外衝。每次至少練習十次，早晚至少各做一次。

至於容易胸悶、乾咳，大多是因為久坐鬱悶，加上空氣中紡織品細小的纖維塵，一直污染你的肺部所產生的問題，不妨多吃高麗菜炒黑木耳。因為黑木耳有潤肺、清滌胃腸的作用，能幫助消化纖維類物質的特殊功能，而高麗菜也有益胃腸。

對於腰痛、腿麻的毛病，可在每天早餐時吃一碗「芝麻黑豆茶」，方法是用等量的黑芝麻及黑豆粉調勻，每次用二湯匙加些黑糖調成一碗，營養好吃又助腰力。

關於眼睛酸澀、易掉眼淚的情形，除了多補充與維他命A、胡蘿蔔素有關的食物，如菠菜、胡蘿蔔、芥菜、南瓜、香菜、大頭菜、綠色花椰菜、紅薯、蕃茄、哈密瓜、芒果、木瓜、杏子、柿子以外，還要注意補充能影響視力的維生素B2的食物，如肝臟、酸乳酪、優格、酵母及煮熟的蔬菜（生吃則沒有）。

18.選舉族

激情選戰過後，許多候選人、助選員或支持者，由於付出心力太多，使聲音及體力消耗殆盡，對於選舉結果，一時之間又無法全盤接受，免不了不容易入睡，或者到後半夜、將近天亮時才能睡著，或者早醒、容易驚醒、醒後就不能再睡及惡夢連連等，大抵是精神過度刺激，選前的用腦過度、生活緊張、壓力大、煩躁、憂慮及恐懼等造成的。在此提供「銀耳羹」，來幫助睡眠、恢復聲音及迅速補充體能，重新出發。

煮法是先將乾的銀耳（白木耳）20公克撕成小碎片（約四人份），用溫水浸泡約20分鐘，待發透後，去掉雜質，撈起後放入大鍋中（如十人份煮飯內鍋），加水七八分滿，同時取一顆雞蛋，去除蛋黃，留下蛋白部份，用清水少許攪勻後，沖入鍋中再攪勻，以大火燒滾後，再以小火燉，等到泡沫浮現在表面時，用勺子清掉，一直熬到銀耳熟爛汁稠為止。再將約200公克的冰糖，放入約500西西的水中，再置於火上溶化成濃汁。然後將糖汁用紗布過濾後，倒進銀耳鍋中攪勻即成。

銀耳營養好吃，富含十多種的氨基酸，人體必需的八種氨基酸，銀耳就可提供六種，且鈣、磷、鐵的含量頗高。中醫認為銀耳性平味甘，能入於肺、大腸、脾、胃及腎等五經，作用頗大。蛋白能滋潤喉嚨、清熱解毒和保護粘膜。因而聲啞、燥咳、乾咳、久咳、虛煩不眠、便祕腸燥、口渴咽乾、高血壓病及血管硬化的人，別忘了多多食用銀耳羹。

另外，由於選舉關係常需不停的講話，嚴重傷害喉嚨與消耗腦力、體力。最佳保養方法就是多用下腹部發聲（丹田，乃關元穴所在，肚臍正下方四指寬處），少吃炸的、烤的、辣的食物及餅乾，以免「失聲」。

並應當多喝「黑豆燉楊桃湯」或「黑豆水梨湯」，秋冬用梨子，春夏用楊

下腹部發聲穴道部位

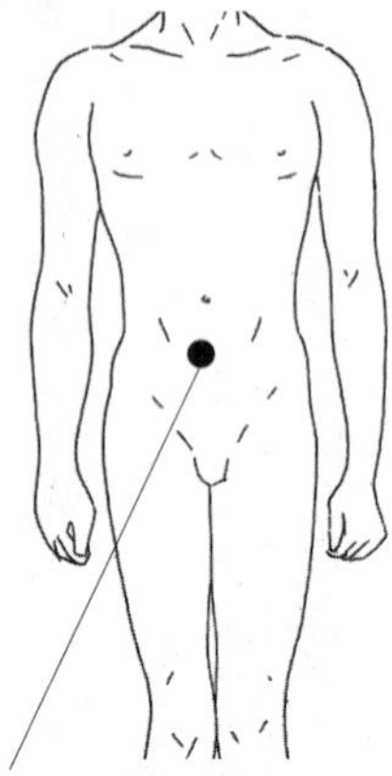

桃，用一顆楊桃削去邊皮，切成星狀；若用梨子，則削皮去心，切成四半，加上十幾顆洗好的黑豆，放入小碗公，放七分滿的水在碗內，再放入電鍋蒸熟即可，外鍋需放一杯水，可全部吃掉或只喝湯，其味美甘醇、生津止渴，咳嗽的時候，也很好用。

在激烈選舉活動後，難免累積疲勞，如果能泡一杯檸檬熱茶，消除疲勞會更快、更徹底。檸檬熱茶的泡法，是將新鮮的「綠皮」檸檬切取一薄片（黃皮的叫做萊姆，較適合榨檸檬汁用），灑上一點點鹽巴（約一公克），並沖上熱開水一小杯，再趁熱一口一口喝完它。不要在沖完熱開水後，等很久才喝，因為浸泡太久，就會變苦，不好喝。

檸檬熱茶風味絕佳，能中和體內疲勞所產生的酸，並可順氣化痰，通體舒暢。第一杯喝完後，同樣的檸檬，可再沖一遍熱開水，但此時無需再放鹽巴，特別記住我們不是要吃它的維他命C，所以絕對不要用冷開水沖，那就失去了「調氣、消除疲勞」的效果。

19.勞工族

礦工、印刷工人、清潔工、印染工人等，其行業常會接觸有害的粉塵、金屬微粒及毛屑，影響其身體的健康，導致呼吸器官的病變，並累積有害物質在腸道。

建議常吃「豬血湯」或「豬血糕」，因為豬血的血漿蛋白被消化分解後，容易被人體所吸收，能保護胃粘膜，減少毒物的吸收，並可淨化人體的消化道。另外豬血的蛋白質含量約為豬肉的四倍，是一種營養豐富的高蛋白食品。而且豬血的鐵含量豐富，是補血的最佳來源。

許多勞工朋友喜歡吃檳榔，尤其在天冷或疲勞時，最喜歡咬一顆檳榔，享受那辛辣的感覺，然後精神為之一振，再去上工。為什麼檳榔能瞬間發熱，其實除了檳榔本身的苦溫辛辣外，裡頭還加了一小片中藥「華茇」，華茇性質辛熱，能除掉腹部發冷、助消化及祛痰，咀嚼後馬上就能熱起來，但吃多了會損壞到眼睛的功能，助長體內火氣，且藥力一過，反而更加疲勞，甚至於會變成「口腔癌」，還是建議朋友們少吃。

很多勞工朋友喜歡在晚上吃西瓜、哈密瓜、香瓜等，但瓜性寒冷，適合在陽氣足的中午時分吃，以消暑解熱，避免中暑，但不宜在傍晚及晚上吃，因黃昏之後，大地溫度降低，濕氣增加，體內循環變得弛緩，此時身體疲勞，若飽食後又貪吃太多的冰瓜品，一時之間刺激太強而無法消化，產生脹氣，常會上衝壓迫心臟，引起胸悶不適，在天涼的日子，甚至會造成心臟病突發，夜裡猝死。想想攝氏37度的胃，碰到2至8度的冰西瓜，會不會熱脹冷縮翻滾一番？愛吃者不可不注意。

另一方面，下腹突出及內臟某一器官有下垂現象的人，尤其不要在傍晚之後吃，以免更肥胖，惡化身體。

Health

2

疾病別和症狀別的健康錦囊

調理得當，健康有理

1.手腳冰冷族

冬天冷氣團一到，許多人的手腳特別冰冷，尤其是女性朋友，儘管身上穿了厚重的衣服，仍然冷得跟冰塊一樣，其原因可能是由於先天體質虛弱，心肺功能較無力，無法有效吸收與運行充足的氧氣、能量、血液到身體各處，尤其四肢末端的循環，加上女性朋友有月事代謝問題，所流失的血液與鐵質，常常比補充的數量來得快，能攜帶氧氣的紅血球不夠，循環當然就更差了，這怎麼辦呢？

首先，穿兩件衛生衣，甚至於在衣服裡層再套一件成人薄肚兜，可圈住整個腰腹，如買不到現成的，可用兩條大絲巾加上黏扣帶縫製。出外時一定要戴帽子，並在脖子上圍條絲巾，以確保減少體溫流失。因為根據科學家的研究，頭與頸部的體溫流失，佔了整個身體的百分之五十，可怕吧！保護好頭頸部就可溫暖整個身體的大部份。

其次，平日得常吃些能溫補身體的食物，如桂圓茶、人蔘茶、花生湯、薑母鴨、豬肝湯、加些白胡椒粉在菜湯中、芝麻糊、核桃糕、堅果麵包、松子南棗糕等，吃後記得多多轉動您的腳踝或散步半小時，以免上火或增胖。

再來，就是必須加強您本身的呼吸系統，因為「氧」即是火，即是能量。只要氧氣吸收得好，全身的能源充足，「氣會帶動血液運行」就不會手腳冰冷。

因此，要勤練「腹式呼吸」技巧：全身放鬆，緩緩吸氣時，腹部同時慢慢脹大；緩緩吐氣時，腹部慢慢縮小，不論站著、坐著或躺著，隨時隨地均可練習，此種深層呼吸，可確實吸收更多量的氧，有效推動全身的血液循環。

傳統醫學認為怕冷與血液的運行，不只是「心主血」的心臟推動「氣」的關係，還與肝、脾有很大的牽連，如「肝藏血」，意即肝臟在平時會儲藏及調節血液，以備不時之需；「脾統血」，意即脾臟能過濾清除老舊受損的紅血球，並使血液不致溢出血脈外，所以，平時得注意不要過於晚睡、生氣或透支體力，以免衰弱肝臟功能，也不要常吃冰飲料、冰水果及生冷食物，以免傷到脾臟功能，這些間接都影響到血液的運動，導致體質愈來愈怕冷。

最近寒流來襲，還好天空中沒有不時飄來雨絲，但冷風硬是直透骨裡，叫人不禁直打哆嗦！每個人都很想吃個熱呼呼的東西，或喝點酒，或吃零食等來溫暖身體，尤其從冬至開始，手腳冰冷的人，除了吃湯圓以外，還可以怎麼吃或怎麼補呢？

以下幾種常見的補品，不妨對照自個兒喜好及體質參考選用：

- **湯圓**：糯米做的湯圓性質甘溫，適合胃氣衰弱、胃寒、中氣不足、常拉水便的人。鹹湯圓可開胃、補充蛋白質、鈣質、增抵抗力；棗泥湯圓可補脾胃、補血；芝麻湯圓可防止老化、使頭髮變黑、強健肌骨、補鈣、清血。

- **烏骨雞湯**：適合體質虛弱、氣喘乏力、失血過多、貧血、久病虛弱、頭暈目眩、產後恢復體力、常拉水便、腰腿痛、糖尿病的人。
- **山藥紅棗粥、山藥排骨湯**：適合體質虛弱、免疫系統差、濕氣重、常拉水便、糖尿病、缺鈣的人。
- **薑母鴨**：適合體質容易脹氣、小便不利，及一吹風就頭痛、貧血的人（紅番鴨補血功效強）。
- **黃耆當歸枸杞紅棗雞**：適合體質虛弱、貧血、無力、經期常延後、經血量少又點點滴滴不停的人。黃耆一兩、當歸兩錢、枸杞一錢、紅棗十個與雞燉煮。
- **人參雞**：適合體質虛弱、心臟無力、缺氧、手腳冰冷、臉色蒼白的人（適量的人參鬚與雞燉煮）。
- **海鮮粥、海鮮火鍋、海鮮豆腐**：適合體質虛弱、精蟲稀少、性能力弱、礦物質缺乏（如鈣、鋅）、蛋白質缺少的人。
- **芋頭火鍋**：適合體質虛弱、常蛀牙的人。芋頭含氟量高可預防齲齒，鍋底多放些芋頭。
- **藥燉排骨**：適合體質虛弱、貧血、骨質疏鬆、缺鈣的人。中藥十全大補湯方劑與排骨燉煮。
- **紅燒鱔魚羹**：適合體質虛弱、中氣不足、貧血、常拉水便、脫肛、久痔出血身弱、口眼歪斜（顏面神經麻痹）的人。
- **佛跳牆**：適合體質虛弱、腰腿痛、關節僵硬酸痛、缺鈣、貧血的人。其中含有栗子、芋頭、腳筋、排骨、魚皮、髮菜等極為營養。

- **羊肉爐**：適合體質虛弱、手腳冰冷、惡寒、因寒冷引起的疝氣、生產後老是肚子痛或無力、貧血、老年人、胃寒、常常會喘的人等。羊肉半斤、當歸一兩、生薑一兩、甘蔗三節。
- **冬蟲夏草鵪鶉湯**：適合體質虛弱、動脈硬化、氣喘、肺結核、神經衰弱、風濕性關節炎、腎虛的人。冬蟲夏草一兩與鵪鶉一隻燉煮。
- **桂圓蓮子湯**：適合體質虛弱、記憶差、免疫力弱、貧血、頻尿、手腳冰冷的人。
- **核桃南棗糕**：適合神經衰弱、記憶差、動脈硬化、腰冷、腰腿痛、久咳久喘、怕冷、頭髮變白、衰老較快的人。

提醒您這些食物都很補且熱量高，大家常常一下子吃過頭，又配著酒下肚，加上運動量不夠，很容易囤積發胖、火氣大或出毛病。特別是有體熱、感冒、發燒、咳嗽、皮膚瘡瘍、嘴巴破、牙痛、喉嚨痛、常流鼻血、便秘、高血壓、高脂血症、痛風、胃潰瘍、肥胖等的人要少吃。

建議吃的時候，不妨配點能「消脂清血」的東西，如普洱茶、決明子茶、山楂片、菊花茶等，並在吃完這些食物後，隨即散步半小時以上，比較不會有問題。倘若怕天冷、下雨，可在室內不斷輕鬆踩步或旋轉腳踝，直到肚子不再感覺任何一絲絲腹脹，這樣才不會火氣大，或是累積脂肪造成肥胖。

2.外食族

天天吃外食，雖說方便，但多半油油膩膩，每天不斷累積脂肪，不知如何是好？建議掌握以下原則：

・勿吃快，多咀嚼再吞下去，使唾液分泌多些，吸收真正的營養而不會發胖。

・深色蔬果比淺色蔬果營養，如維生素A、鐵質、葉酸、抗氧化劑等含量較豐富；外層綠葉也比裡層的淺色葉子營養；果皮的營養不輸果肉。

・每一天的食物應越多種類越好，如吃自助餐時，每一種選一口的量來吃。常常挑自己喜歡吃或同樣的食物，會導致營養不良或身體某部份系統出毛病。

・每天得吃些種子或生的堅果仁，如黑芝麻、核桃、松子、葵瓜子等等，來獲得微量元素（鋅、銅、鈣、鐵、鉬、錳、鎂、碘等），補充精力、提高性能力、製造酵素和激素，及平衡體內各系統，預防肥胖。

・粉炸的食物很好吃，但易形成壞膽固醇，破壞動脈內壁細胞，且其脂肪沉積物會使血管變窄。所以應少吃炸雞、炸排骨、薯條、香腸、爆米花、炸蝦、天婦羅等等。

・少吃容易肥胖或熱量高的食物，如蛋糕、餅乾、冰淇淋、糖果、咖哩飯、甜點、糯米糕點、巧克力、奶油咖啡、酒類等等。

- 怕胖的人要少吃脂肪豐富的鱷梨，含糖多的香蕉、棗子、無花果，和熱量高的梨子與蘋果（熱量約為奇異果及木瓜的十倍）。
- 餐館的食物通常較油膩，較胖的人不妨以白開水或免費的自助清湯涮一下再吃。
- 不要生吃胡蘿蔔或喝胡蘿蔔汁，要吃有油炒過或與肉煮過的才能吸收其中營養，因胡蘿蔔素為脂溶性，須與脂肪結合，才能吸收。
- 飯比麵包或麵能夠支持體力久一些，適合工作辛勞，活動量大的人。
- 黑麵包比白麵包營養，糙米或五穀飯比好吃的白飯營養。
- 用餐不要配飲料吃，不僅妨害吸收，飲料多半容易發胖。

3.生食族

最近街頭巷尾生機飲食店不斷開張，因為喝果菜汁、生吃蔬菜的人越來越多了，可是生食真的安全嗎？生菜吃多了，您覺得胃舒服嗎？

所有生的蔬果在收成、運送及儲存的過程中，都有被各種微生物、病毒及細菌污染的可能，如沙門氏桿菌、大腸桿菌、腸炎弧菌、黴菌、寄生蟲等，它們有的可以進入蔬菜表面幾毫米深，不易沖洗乾淨。假如您免疫力還高的話，可能暫時沒事，但您的身體為了殺死所吃下蔬果帶來病菌，可能耗費更多的體力與元氣，間接使得免疫力降低，等到免疫力差時，則可能會罹患腹痛、噁心、嘔吐、發燒、肝炎、腎衰竭或其他毛病。去年九月衛生署曾公佈一起案例，台中市的一家六口，因長期生食蔬菜或飲用生菜打成的果汁，因而感染「廣東住血線蟲」，引起腦炎，陸續出現頭痛、發燒、身體疲倦、頸僵直等症狀而就醫。

即使您自行在家裡種植的健康蔬果，雖無農藥，但從種子生長開始，就有被污染的可能，更別談培養水盆是否乾淨了。像日本在西元一九九六年爆發Ｏ１５７大腸桿菌大流行，震驚世界，根據查證正是與生食蔬菜及未徹底煮熟的肉類有關。另外，美國ＦＤＡ食品管理局鑑於因生食引起的感染事件頻繁，再次於一九九九年七月公告，建議所有民眾減少生吃芽菜，尤其是老人、小孩及免疫力低下的人，應完全避免。

研究人類進化歷史的科學家認為火的應用，使人類由生食改為熟食，使許多生吃不易消化的食物，及生食有毒性的食物，變得容易消化及吸收，使疾病大大減少，延長了人類的壽命。像胡蘿蔔必須與油或肉混合炒熱煮熟，才能攝取到其中的α—胡蘿蔔素營養，因為它是一種不溶於水的脂溶性食物，只能溶解於脂肪中，然後在人體小腸黏膜細胞中轉化為維生素Ａ，再為人體所吸收；又如新鮮的金針菜、木耳、白扁豆、四季豆等，都含有某些有毒物質，無法生食，但煮熟後，其毒素會被破壞化解，就可以食用了。

此外，人的五臟六腑都需要溫暖的環境，才會運作正常。假如您一直給予生冷的食物，人體內部的氣血容易凝滯不前，首先會影響脾胃消化系統，導致全身機體營養狀況變差。加上外在氣候寒冷，四肢百骸益發緊縮麻痹，免疫功能自然降低，身體怎會健康呢！

所以不管理由多好，我們不建議生食，蔬菜至少要以滾水燙過才能吃，至於動物性食物的病菌寄生蟲感染率高，更要熟食，才能獲得健康。

4.缺鈣族

一般而言，人體不易自我察覺到「缺鈣」的情形，但如果您脾氣容易毛毛躁躁、經常冒冒失失、神經緊張和胃脹氣等，不用等到發覺骨質疏鬆，您體內的鈣，可能已經不足了。鈣可以幫助神經的傳導、安慰和鎮定作用，因此一個人倘若缺乏鈣，神經就不容易鬆弛，常會得到失眠症。

此外，假使體內缺鈣的話，也會使人不由自主地加快講話速度，或吃東西時狼吞虎嚥，因而常會吸入大量的空氣進入胃腸中，引起蠕動不佳、消化不良和脹氣，並使體溫升高，讓人煩躁不安，有時肚子甚至會感到悶悶的疼痛，到了晚上更影響到睡眠。

根據美國食品營養研究頂尖學校Rutgers大學Paul Lachance博士一九九七年十月發表「水果對於維持健康及疾病治

療的營養評估與建議」的研究報告中顯示，在同樣的份量比較之下，奇異果中鈣的含量，約為蘋果的4倍，草莓的2倍，通心麵的6.7倍，米的5倍，綠色豆類的1.3倍，可說是非常方便得到高鈣的食物。

因此每天如果能吃二顆奇異果，一方面可讓身體補足鈣的吸收，以穩定和放鬆我們的神經；另一方面奇異果的微酸，也能適當刺激肝膽以分泌較充足的膽汁，促進胃腸的蠕動，增強食物的吸收力，減少胃腸脹氣的發生，如此定能逐漸改善不好的睡眠狀況。假如怕奇異果太硬或太酸，可選較大顆的奇異果，或是將奇異果與蘋果或香蕉放入塑膠袋中催熟，就會變得較甜、較軟、較好吃了。

若您還是覺得鈣攝取不足的話，不妨多吃其他含鈣豐富的食物，如黑芝麻飯團、芝麻糊、髮菜、青花菜、甘藍菜、豆漿、豆花、豆腐、黑豆、黑豆漿、核桃、松子、栗子等。尤其要多吃髮菜，髮菜屬螺旋藻科，在藻類中屬於藍綠藻類，富含鈣、磷、鐵、鈉、鉀、錳、鎂、葉紅素、纖維質、葉綠素、蛋白質、灰質、維他命A、B1、B2、B6、B12、E、菸鹼酸及泛酸等，營養價值非常高，根據許多營養分析，其含量優於新鮮牛奶、胡蘿蔔、黃豆、馬鈴薯、芹菜和菠菜等，含鈣量亦是牛奶的四倍之多。加上它的熱量極低，又具有強鹼特性，可中和體內的酸，對於體弱怕胖的婦女是最佳的補品，應該每天食用。髮菜在一般的南北乾貨或大的超市均有販賣，在使用之前應先泡水去掉泥沙，再與其他蔬菜同炒，或加在各種菜湯中。

5.中耳炎族

近來由於流行感冒持續加溫，以致中耳炎病例激增，尤其以機坪工作人員、機械工廠作業員、嬰兒和幼童最容易罹患急性中耳炎，造成許多不舒服，如咳嗽、高燒、想要嘔吐、流膿、軟的耳垢增多、聽覺降低或失靈、突然耳痛、啼哭、吵鬧不休等，令患者及家長們甚為困擾。

除了就醫服藥外，在食療方面可多補充能「滋陰降火」（減少發炎的程度）的食物，如現榨現喝的甘蔗汁、生的蓮藕汁、燒仙草、愛玉、蜂蜜水、仙楂凍、檸檬汁、柳橙汁、紫菜湯、海帶芽湯、烏梅果凍、果汁醋（如梅醋、蘋果醋、檸檬醋等）等來減輕症狀。

在按摩方面，可用拳頭下緣肌肉拍打「整條手臂外側中線」，由手背往上拍至肩膀，每天兩至三次，每次五分鐘，左右手都要拍，飯後一小時拍打，因為此條經絡為「針灸三焦經」，其中多個穴

中耳炎按摩穴道部位

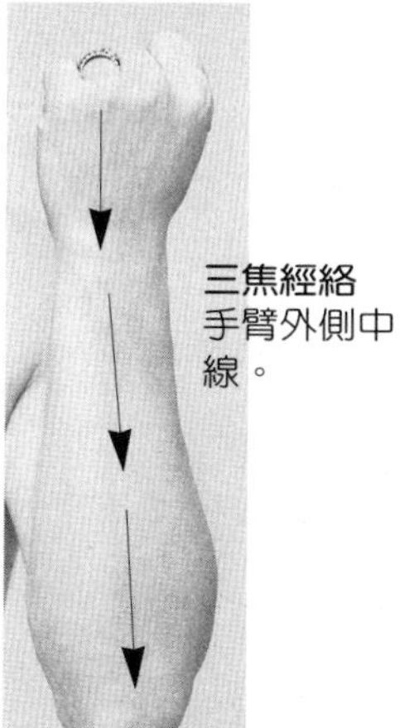

道均是治療耳疾和調整淋巴系統的要穴，常常拍打就可加速中耳炎痊癒，加強淋巴免疫系統。

6.眩暈族

突然感覺身體天旋地轉，即使頭部保持不動，仍然感到非常不舒服，如暫時失去聽覺，眼球震顫，甚至於嚴重嘔吐，或無法行走做事。有時候某一姿勢維持太久，也會產生眩暈。可能每天發作，或不定時出現，或一年發作一、二次。

現代醫學認為多是高血壓、腦部供血不足、頭部損傷（車禍、摔倒、手術後遺症等）、暈動病、梅尼爾氏症、迷路發炎、過度換氣等，引起內耳及聽覺的平衡機制。

除了上述原因，中醫認為眩暈症多由於「肝膽機能」失常引起，因為肝膽經絡的循環路線主要在身體的兩側，特別是在耳朵周圍密集了膽的經絡，跟身體的平衡非常有關。如下：

- **「肝血虛」時**，肝臟無法貯藏及調節血液，導致眩暈、眼花、經少、閉經、失眠、多夢、四肢麻痹等毛病。應當多吃桑椹、紅棗湯來補肝血。
- **「肝火上炎」時**，臉紅目赤，性情急躁易怒，口乾舌燥，容易頭痛、暈眩、突然耳聾或耳鳴。應當喝菊花茶、決明子茶、七葉膽茶來降肝火。
- **「肝氣鬱結」時**，容易精神抑鬱、胸脅脹痛、暈眩。應當吃蓮藕茶、金針湯、玫瑰花茶來解悶。

• **「梅核氣」時**，肝氣不順導致喉中似有異物梗塞，吞之不下，吐也沒有東西，頭腦不清爽，有時暈眩。應當吃橄欖、酸梅、金棗茶來順氣化痰。

因為肝膽經絡的循環路線主要在身體的兩側，所以每天晨起及睡前，應用雙掌，自我按摩全身的左右側面區域，改善了側面循環，眩暈自然就少了。

眩暈族按摩穴道部位

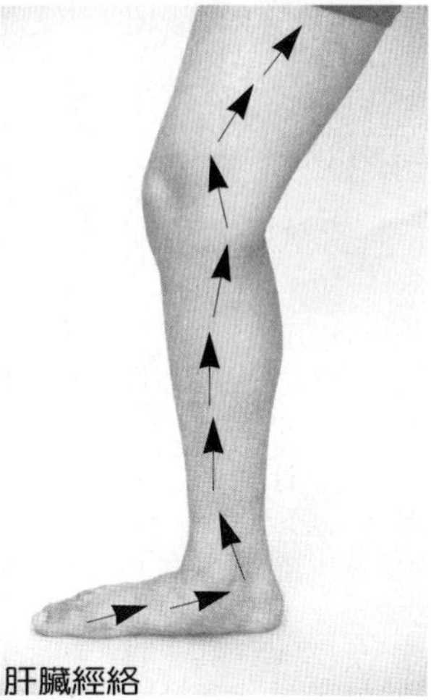

肝臟經絡
小腿內側近中線，大腿內側中線。

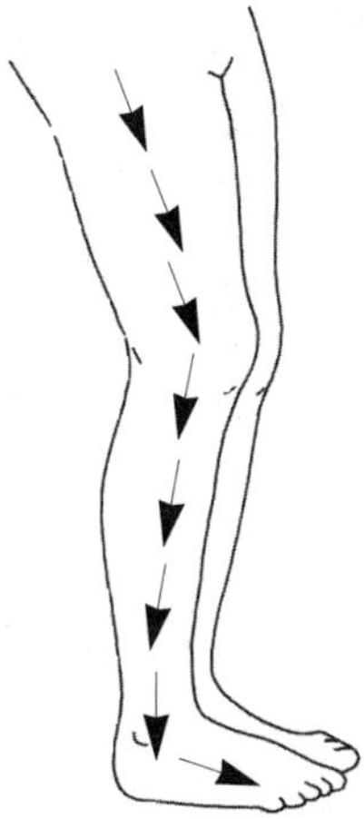

膽的經絡
大小腿外側中線

7.常鬱卒的人

假如您常常覺得胸口悶，沒力氣，胃口不佳，排便不順暢，夜裡又睡不好，坐車遇下坡時心會糾緊，檢查又查不出什麼，但是全身上下就是不對勁，這種現象中醫稱為「氣滯」，除了感情或工作挫折的情志抑鬱所引起外，其實「痰濕」、「食積」或「血瘀」都會造成鬱卒。

體內潮濕、痰多的人，應少吃冰及牛奶，多吃陳皮、金棗茶、杏仁茶、薏仁糙米飯、山藥、四神湯，並多按摩雙腳的內側面，此乃「脾臟經絡」，脾臟虛弱時，無法清出體內濁水，容易生痰；消化緩慢或不良的食積，應少吃炸物，多吃蜜餞黃橄欖、仙楂、茶油、泡菜、蘿蔔乾，並多按摩肚臍周圍；血瘀（微循環差）的人，應少喝冰飲料，多吃蓮藕茶、黑芝麻、桑椹（醬或汁）、川七葉、綠色蔬菜、紅棗湯，並多按摩下腹部，就不會鬱卒啦！

鬱卒按摩穴道部位

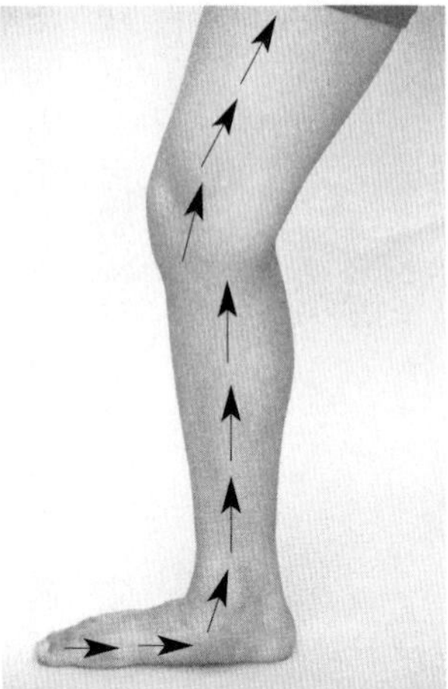

脾臟經絡
小腿內側中線，大腿之上1/3連線部份。

8.應考族

考季又到了，很多人天天用功讀書，讀到半夜，可是成績總是不如別人，最氣的是某些同學臨時抱抱佛腳就能獲得佳績，真是不公平，這到底為什麼？

現代醫學認為記憶不佳可能由於遺傳基因問題、情緒低落、壓力大、大腦功能發揮不夠或組織不良、身體不適或受正服用的藥物所影響，如感冒藥、抗憂鬱藥、降血壓藥、鎮靜劑、整腸藥等，意識發生障礙，影響了記憶。

傳統醫學則認為記憶不佳與內臟系統都有連帶關係。如因思慮過度、壓力大、憂鬱沮喪等，影響到肝脾功能，則可用著名藥方「加味逍遙散」來改善；若因貧血、心血循環不佳，則用人參養榮湯、歸脾湯；若因體質衰弱，則用小建中湯、黃耆建中湯。若因腎虛腰痠且記憶差者，則用八味桂附地黃丸。

建議記憶不佳的朋友平日還可運用「圖像轉化」來反覆動腦練習、連想，儘量將要記的東西轉換成影像圖片，以便加深印象，如要背一首詩，可想像詩中的風景情景，效果較佳。另一方面要自我心理調整，把覺得無趣的功課，變成自己喜歡的項目，喜歡它才會記得牢，記得快，並且常常告訴自己鼓勵的話：「明天會更聰明」、「我很快就會記住」。

並且不要過度吃藥、吃補，可多用日常食療來加強記憶力：

一、**核桃**

核桃中優質脂肪的磷脂，容易為人體所吸收，對大腦神經特別有用。因而記憶不佳、老年痴呆症、常需用腦的人，應多吃核桃來補腦。其大量的天然維生素E，又是抗衰老、防止中老年人手臂皮膚長褐斑的重要元素。惟記得要吃「生的」核桃，因為科學家發現食物在油炸過後，通常就會失去百分之九十八的維生素E。另外，營養的「核桃糙米粥」，對於老年人虛弱的體質、小便淋漓不盡（尿得不順不乾淨）、尿管痛、白頭髮、腰腿疼痛等毛病，都有很好的幫助，不妨每天當早餐吃。核桃可到南北貨商店、超市或米糧店購買。

二、**玫瑰花茶**

玫瑰花茶能清血養顏，有助於心臟循環功能，使腦部不會缺氧。玫瑰花茶可到茶店、南北貨商店、超市或大型百貨公司茶葉專櫃買乾的玫瑰花，以熱開水沖泡一大匙玫瑰花，再加些冰糖喝，每天早晚餐後各喝一杯。

三、**桂圓茶**

本草綱目道：龍眼「開胃益脾、補靈長智。」用龍眼乾五六片，沖熱開水一杯，每天早餐後喝一杯，吃完必須走三百步，或半蹲五分鐘（蹲馬步），才不會上火（龍眼乾可到各超市或便利商店購買）。

四、**蔥花味噌湯**

蔥花味噌湯係日本人用來治療老年痴呆症最佳主湯，因其中含有豐富DNA高核酸營養，是腦細胞最好的修補原料（以味噌、鮭魚肉、柴魚絲加水煮熟後，加豆腐再滾一下後，盛碗時再加些蔥花吃，可每天吃一碗）。

五、枸杞子

枸杞子，味甘苦，性平，能滋腎、強壯筋骨、養肝、明目、潤肺和生精、幫助記憶，每天早餐生吃枸杞十五粒（枸杞可在中藥房或超市購買）。

六、魚肉

每天吃一條魚（蒸的更好），對腦部很有幫助。魚含有豐富的DHA及EPA，DHA對腦及神經特別有作用；EPA則能改善腦血栓、腦梗塞及心肌梗塞。其中尤其以深海魚類含量最豐富，如鮭魚、鱈魚等。

七、玉米湯

玉米含豐富的谷氨酸有健腦作用，能幫助和促進腦細胞進行呼吸和清除廢物。

八、黑豆漿

黑豆營養豐富，含有鈣、磷、鐵、鋅、銅、鎂、鉬、硒、氟、氨基酸、蛋白質、維生素B1、B2、不飽和脂肪酸、蛋黃素等，有健腦益智、活血、通便、解毒、抗衰老、養顏、明目、烏髮和抗癌等作用。每天早餐時喝一大杯黑豆漿（亦可到便利商店7-11買來新鮮黑豆漿來喝）。

另一方面我們也可用按摩方式，來加強頭部的循環及其內分泌，如多按壓腳趾頭、虎口（合谷穴）、眉心（印堂穴，左右眉頭連線的中點）、頭頂心（百會穴，兩耳尖連線的中點），這些都是腦部的反射區。每個部位用大拇指的指腹面，用力直接按壓或掐30秒鐘再放開，每天每個部位至少重覆五次，使所按壓部位感到酸麻痛感，效果最佳。

9. 掉髮族

現代人頭上的煩惱特別多，不是掉頭髮，就是頭皮屑多的嚇人，除了是生活與功課壓力太大以外，晚睡、便秘、喜歡吃烤炸的食物、餐餐吃外食，或出血量過多（如外傷、月經、手術等），都會使頭髮掉得更多、更快，或者頭皮發癢、頭皮屑如雪片飛揚，令人時生困擾。

晚睡的人用腦多，長期過度耗損精神的結果，常會累及肝腎功能，使得蛋白質的代謝及再利用發生障礙，不能圓滿提供頭髮所需的蛋白質，使頭髮容易掉落且發白。

三天以上沒有大便，即稱便秘。積在腸中的廢物，會產生許多有毒物質，

應考族按摩穴道部位

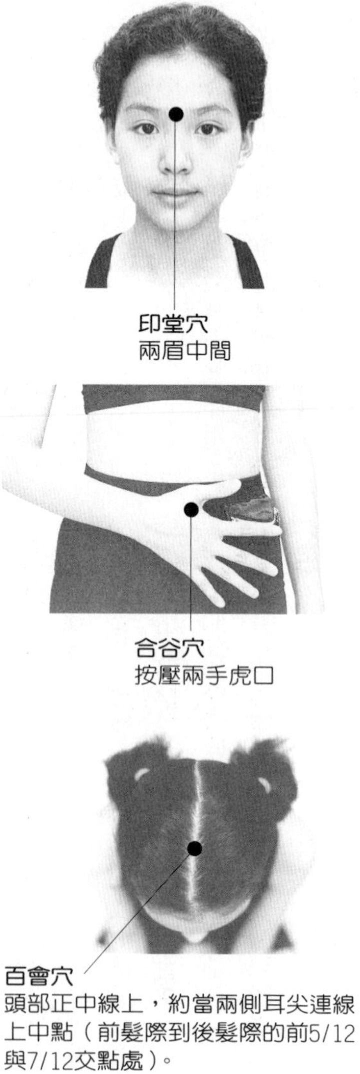
印堂穴
兩眉中間
合谷穴
按壓兩手虎口
百會穴
頭部正中線上，約當兩側耳尖連線上中點（前髮際到後髮際的前5/12與7/12交點處）。

影響到全身的代謝。最好每天都要有大號，假如吃的多，一天上幾次大號都沒有關係，只要大便形狀如常，所謂有進有出、暢行無阻即可。

喜歡吃烤炸食物的人，往往吃下過多調味料、脂肪、焦油、煙味，導致肺部及皮膚失去潤澤，令人頭皮發癢、頭髮乾枯。

而餐餐吃外面的人，由於餐館為了調味，食物中總是會加太多的味精，或其他複雜的調味料，以致吃後不僅令人口乾舌燥，還會影響頭髮的品質。

傳統醫學說「髮為血之餘」，出血量過多的人，血液不足，無法滋養頭髮，以致掉髮比平日多。調整自己的生活作息最重要，在食療方面，可多吃「黑豆漿」，它能活血、通便、解毒、養顏、烏髮、明目及抗衰老，目前各便利商店、超市均有販賣各知名食品公司的新鮮黑豆漿，甚為方便。亦可常吃髮菜羹、紫菜湯、芝麻糊、味噌湯、手捲（日本料理）及海帶等來改善。失血多的人應多吃桂圓粥、葡萄乾、豬肝湯、豬血湯等。在按摩方面，梳頭時用較「寬大不尖的梳子」，由前往後地梳頭，可促進頭皮、頭部的循環。

假如是細菌寄生所引起的「鬼剃頭」，頭髮掉的區域像錢幣大小，則外用大蒜或生薑切片塗抹掉髮處，內服可至中藥房購買科學中藥粉劑「桂枝龍牡湯」，每次飯前服四公克，溫開水服下，服到長出頭髮為止，注意感冒及月經來時不要吃，恐引起複雜的變化。

倘若是頭皮屑多，頭皮癢的難過，

亦可到中藥房購買科學中藥粉劑「麻杏甘石湯」，每次用三大湯匙，放入小臉盆，再加入適當溫度的熱水，攪拌均勻後，浸洗頭部。或購買麻黃四錢、石膏一兩、杏仁四錢、甘草二錢、何首烏三錢、百部三錢、苦參三錢、薄荷二錢，用家中最大的鍋子裝八分滿水，用大火煮開後，再用小火煮十分鐘，去渣，再用來浸洗頭部。

能喝酒的人，亦可製作「松針酒」來改善掉頭髮。至青草店購買松針四兩，到大的五金行買泡酒用的大玻璃罐，加入一大匙冰糖，及二瓶穀類酒（高梁、米酒、汾酒等），浸泡二個月以上，每天睡前喝三十至五十西西。

10. 常流鼻血族

有的人因為常摳鼻屎而流鼻血；有的人一吃炸的東西、餅乾或麻辣火鍋就流鼻血；有的人常年鼻子過敏，一擤鼻涕多了，也流鼻血；有的人半夜流鼻血，將枕頭弄髒了一大片，挺嚇人的，真正赴醫檢查後，醫生又說只是鼻內微血管破裂或過敏，沒有什麼關係，毛病雖小但令人困擾，其實這些往往是內在體質的寒熱不同，加上飲食不當所造成，建議吃適合的食物來平衡。

一．熱性體質（怕熱、口渴、喜歡冰飲、冷氣及衣服穿得少的人）

不能多吃炸、燒烤、辛辣的食物，不妨常吃：

・**紅燒茄子：**茄子性寒且含有大量的維生素P，能增強微血管的彈性，及細胞與細胞間的粘著力，防止血管變脆、滲透性加大而造成血管破裂出血。

・**蓮藕綠豆湯：**蓮藕含鞣質、天門冬珖峖等成分，有涼血、止血及去瘀補肺作用，而綠豆有清熱、消腫和降壓作用，兩者搭配效果更佳。

二・寒性體質（怕冷、怕風、喜歡熱食、手腳常覺冰冷、衣服穿得多的人）

不能多吃冰飲料、冰棒、冰淇淋、葡萄柚、椰子汁、西瓜、汽水可樂等性寒的食物，應吃：

・**韭蔥塞鼻：**用等量的韭菜和蔥搗爛後，以棉花裹住，使之成為長條狀，再塞入鼻孔中，一次塞一邊，因為韭和蔥都是性味辛溫的食物，可通鼻竅也。

・**山藥蓮子粥：**用新鮮的山藥一截約十五公分，加上二十幾顆的蓮子，和水、米煮成粥，配菜吃。山藥與蓮子都可以強健脾胃消化功能、去除濕氣寒氣，能避免體內潮濕，一直流鼻水、擤鼻涕，擤到鼻膜破裂而流鼻血的麻煩。

11. 青春痘族

青春痘發生的主因及自療法大致分為以下數種：

• **晚睡、熬夜**：最容易引起所謂「肝火上昇」，最好在晚上十一點以前睡覺。此時應多吃菊花茶、決明子茶、金銀花茶等食物，並多按壓乳房下的肋脅周圍（期門穴），來降火解鬱。

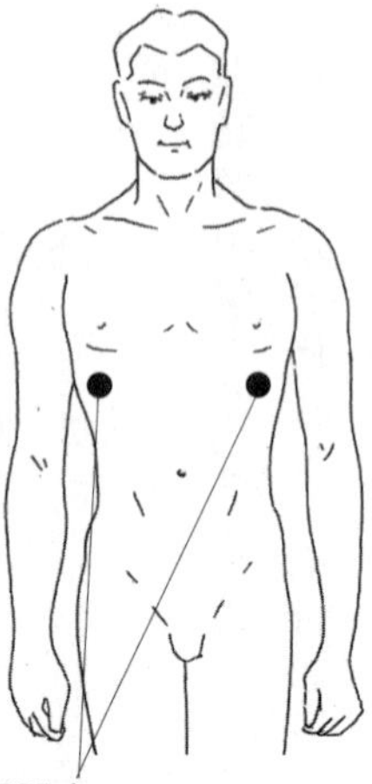

期門穴
乳頭直下，第六、七肋之間

• **便祕**：平日好吃辣椒、餅乾、薯條等油炸辣味類食物，影響排便的順暢，形成「下不通則瘀上」。此時應多吃甘蔗汁、蜂蜜水、普洱茶、蒟蒻、柿餅等食物，並多按壓肚臍周圍，來通便解毒。

• **月經不調**：時常情緒緊張、好吃冰飲料等，都會造成月事不順，導致內分泌荷爾蒙紊亂，產生痘痘。此時宜多吃蓮藕茶、玫瑰花果茶、葡萄乾等，並多按壓下腹部以順經通血。

• **皮脂分泌太過旺盛**：平日好吃牛排、炸雞、炸排骨等肉類食物及重口味，這類人的體質通常是頭和臉容易出油，常會有很多的頭皮屑。此時宜多吃生蓮藕汁、檸檬汁、小麥草汁、果菜汁等，並多按壓左右小腿內側近內踝處（復溜穴），來利尿解毒。

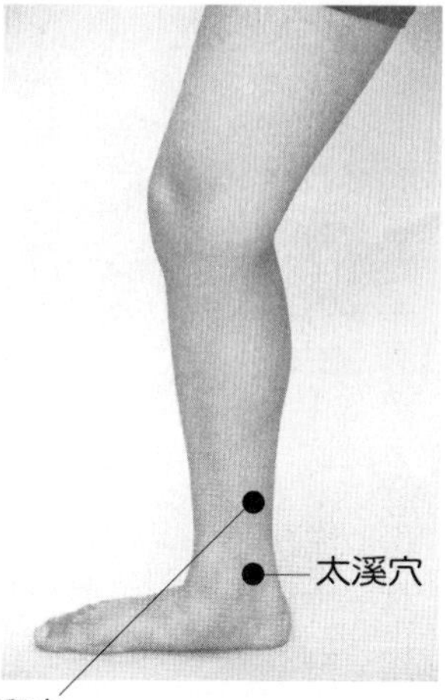

復溜穴
由內踝最高點與跟腱之間的太溪穴直上病人的三指寬處。

・**細菌感染**：青少年朋友喜歡用指甲去擠青春痘，常愈擠愈嚴重，那是因為手指上有許多看不見的細菌作怪（如座瘡棒狀桿菌）。不管洗得多乾淨，手指還是有成千上萬的細菌，所以絕對不要去擠它。

・**肺部功能不佳**：「肺主皮毛」，皮膚乃是肺部的管轄區，負有協助肺部調節整體呼吸之作用，如常吃冰品、冰飲料，或騎機車未置風鏡、冬夏直貫冷熱風、洗頭不吹乾等，都會影響臉部、肺部功能。此時宜多吃薏仁茶、蓮藕茶、銀耳羹（白木耳、蛋白、冰糖）、白木耳百合蓮子湯等，並多按壓胸口（膻中穴）和手肘內側（尺澤穴），來加強皮膚的循環。

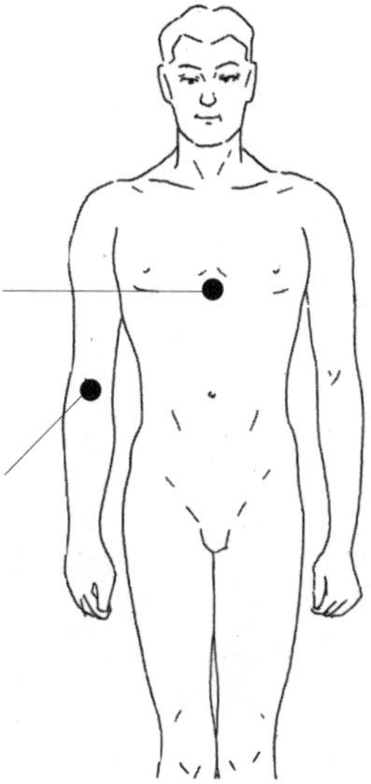

膻中穴
兩乳頭連線中點，平第四肋間隙。

尺澤穴
仰臂，微屈肘，肘橫紋上，肱二頭肌腱外側緣。

12.口臭族

一．成因：

・吃炸、烤食物、辣味過多。

・舌苔白厚或黃苔。

・牙周病、牙齦炎、牙結石。

・便秘。

・胃腸燥熱。

・胃腸潰瘍。

・晚睡或睡眠不足。

・精神焦慮、緊張引起。

二．可用食療：

・**熟香蕉**：可潤腸、清熱。

・**蜂蜜**：味甘，性平，能潤肺、健脾、益胃、潤腸、清熱、解毒及止痛。

・**葡萄柚**：味甘苦，性寒，能下氣、消食及滑腸。

・**生蓮藕汁**：新鮮蓮藕約十五公分，削皮切成薄片，加冷開水一杯，放入果菜機中榨汁。生的蓮藕性質甘寒，能涼血止血、除熱清胃。

・**梨**：味甘微酸，性寒，能化痰止咳、退熱及助消化。

・**荸薺湯**：荸薺，性味寒滑甘涼，能消熱祛痰、降低血壓。

・**番薯**：味甘，性溫，能滑腸通便，健胃益氣。它含有較多的纖維素，能在腸中吸收水分，增大糞便的體積，引起通便作用。

・**甘蔗**：甘蔗性味甘平，能解熱、生津、潤燥和通大小便。

・**柿餅**：能潤肺潤腸，常用於痔瘡出血、大便乾燥及高血壓患者。

‧**蒟蒻**：其成份為菊甘露聚醣，易溶於水而成糊狀的一種多醣類會在胃裡產生飽足感，能把腸內的老廢物及有害細菌一起排除，防止便祕，故被稱做腸胃清道夫。

‧**檸檬皮**：午飯後以冷開水喝下一小匙切碎的檸檬皮，連吃幾天。檸檬能生津止渴，健脾開胃。

‧**普洱茶**：每天午晚飯後，喝一杯普洱茶，能清腸胃油脂及除熱氣。

‧**芹菜**：芹菜的鈣、磷及維生素P含量較高，有一定的鎮靜及保護血管的作用。其味甘性涼，能清胃退熱。

三‧**按摩方面可用**：

用拳頭下緣肥肉敲打「胃的經絡」中段，意即沿著大腿外側外三分之一的邊線（外側稜線），由大腿的最上端，往下以敲打的按摩方式，一直拍到膝蓋為止，每次每一腿至少重覆拍打十分鐘，敲打的力量必須要能感覺到酸痛，才有作用到。通常用右手拳頭敲打左邊的大腿，或左手拳頭敲打右邊的大腿，會更順手，更有效率。

另外，每天大步快走半小時及大量喝水，亦是很好的除口臭方法。

口臭族按摩穴道部位

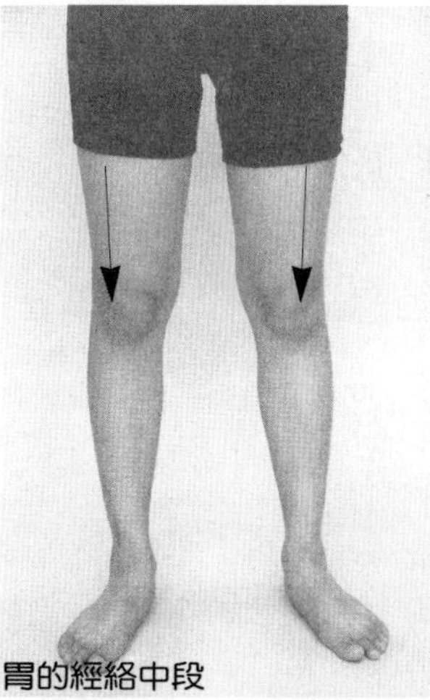

胃的經絡中段
大腿外側外三分之一的邊線（外側稜線）。

13.肝病族

得到肝病的人，中醫與西醫的分類不同，認為發生的原因多是：

・**肝氣鬱結**：長期精神抑鬱、胸脅脹痛。

治療原則：疏肝理氣。建議常吃玫瑰花茶、蓮藕湯、金針湯、荸薺湯等。並在晚餐後散步半小時，多看些喜劇片、幽默漫畫，常按摩脅下的「期門穴」。

・**肝氣犯胃**：腹痛、噯氣、泛酸、噁心、嘔吐。

治療原則：疏肝和胃。建議常吃梨子、生薑、蓮藕、柿餅、麥芽牛奶、普洱茶、燕麥糙米。每次吃完東西，需做「春風搖曳功」三、五分鐘。

肝氣鬱結
按摩穴道部位

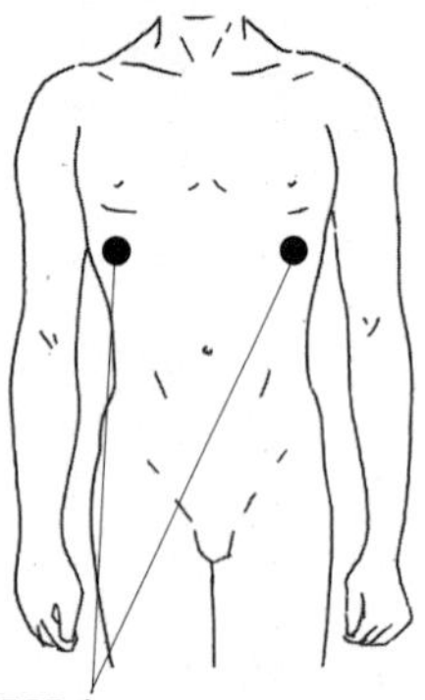

春風搖曳功

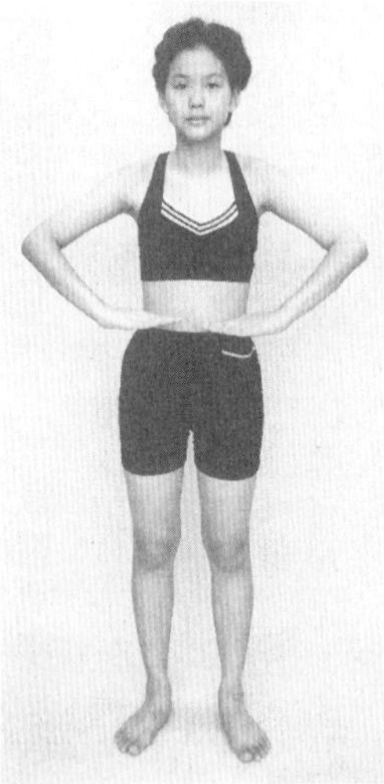

「春風搖曳」氣功式：上半身不動，左右搖晃臀部數分鐘。

•肝脾不和：腹痛、腹瀉、情緒失調。

治療原則：疏肝健脾。建議常吃：糙米麥片粥、小米甜粥、薏仁山藥粥等。並用手掌以繞圈子方式按摩肚臍周圍（逆時鐘方向）數分鐘。

肝脾不和按摩穴道部位

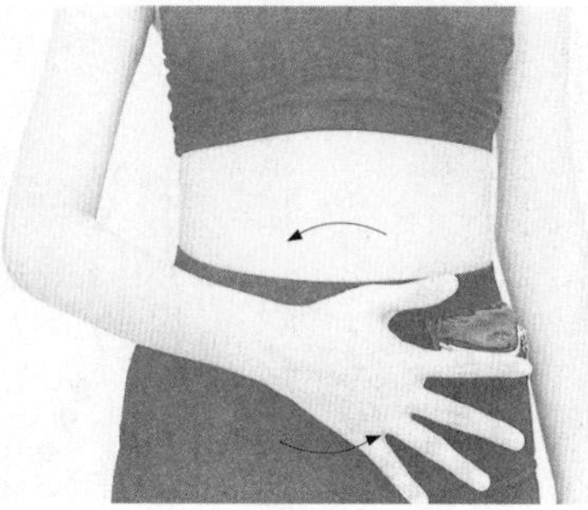

以「逆時鐘」方向按摩肚臍周圍。

•梅核氣：喉中似有東西梗塞，吞之不下，吐又吐不出來，照X光也查不出所以然。或者在喉結兩旁已長了腫塊（如甲狀腺腫瘤）。

治療原則：理氣化痰。建議常吃：熱檸檬茶、陳皮、橄欖、仙楂、梅子粉等。並多按壓「天突穴」，少操心，需知「兒孫自有兒孫福」。

梅核氣按摩穴道部位

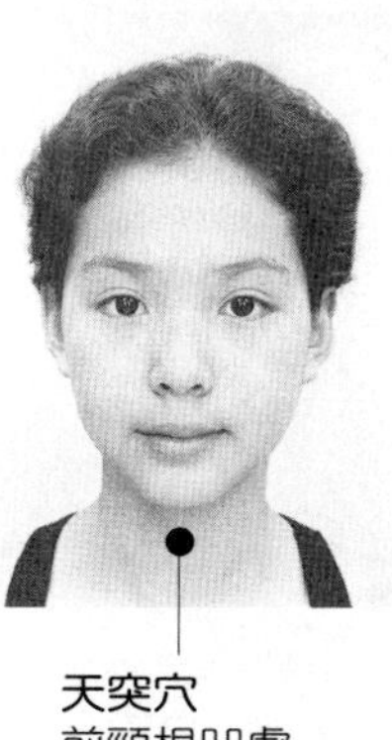

•婦科疾病：月經不調、乳房脹痛、乳房腫瘤、子宮病變。

治療原則：調理腹部。建議常吃：蓮藕湯、三七葉、紅菜、薑醋、小米粥、紅豆湯、豬肝湯等。並常按摩下腹部及鼠蹊部。

婦科疾病
按摩穴道部位

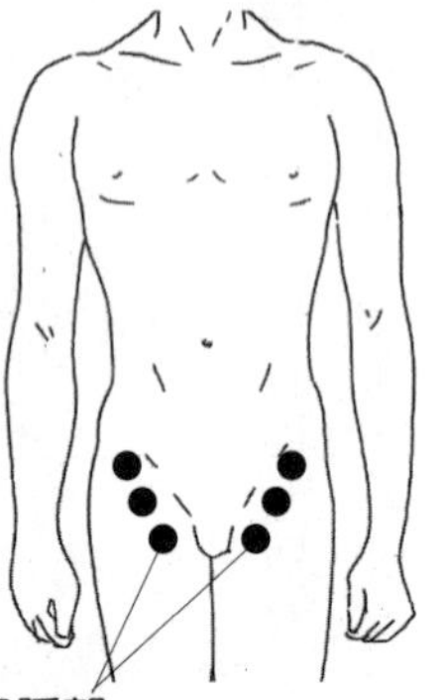

鼠蹊部
下腹部左右兩側斜凹線。

・肝血虛：暈眩、眼花、月經量少或不來、失眠、多夢、手腳痲痹。

治療原則：養肝血。建議常吃紅棗、桑椹、龍眼、葡萄、蓮藕、紅菜、甘蔗、荔枝等。並且每晚以拳頭下緣肥肉，敲打兩邊大腿內側的「血海穴」十分鐘至半小時，敲打的力量必須要能感覺到酸痛，才有作用。病人採坐姿，由膝蓋向大腿內側上方，大約自己三個手指寬（不是手指的長）的肌肉隆起處，意即靠近膝蓋，股四頭肌內側頭的隆起處就是「血海穴」。

血海穴在針灸學中主治月經不調、痛經、崩漏、閉經、風疹及濕疹等血液病，能使血流旺盛起來，使身體逐漸轉好。沒病時亦可拍打按摩此穴，可消除疲勞，使皮膚漂亮，常保健康。

肝血虛按摩穴道部位

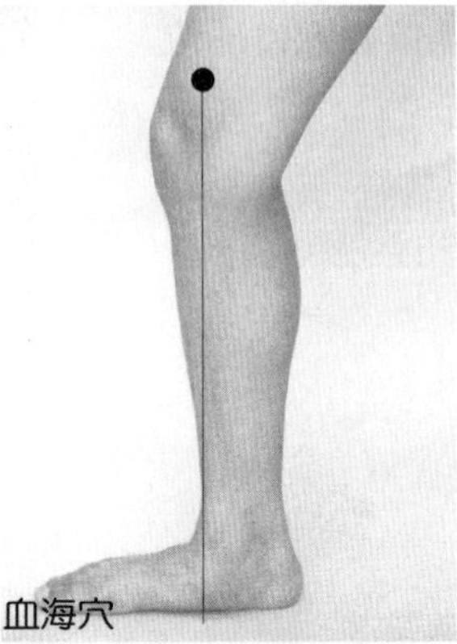

血海穴
屈膝，髕骨內上緣上方三橫指寬處，股四頭肌內側頭的隆起處。

・肝火上炎：性急易怒、頭痛、暈眩、臉紅、目赤、口乾、舌紅、耳鳴、耳聾、便秘。

治療原則：清肝瀉火。建議常吃菊花茶、決明子茶、果汁醋、萵苣汁、綠豆湯、仙草等。並且應每天用拳頭下緣肥肉，從膝蓋上緣，沿著大腿中線敲打按摩，一直拍到鼠蹊部為止，每次每一腿至少拍打十分鐘，此乃「肝臟經絡中段」，敲打的力量必須要能感覺到酸痛，才有作用到。

肝火上炎按摩穴道部位

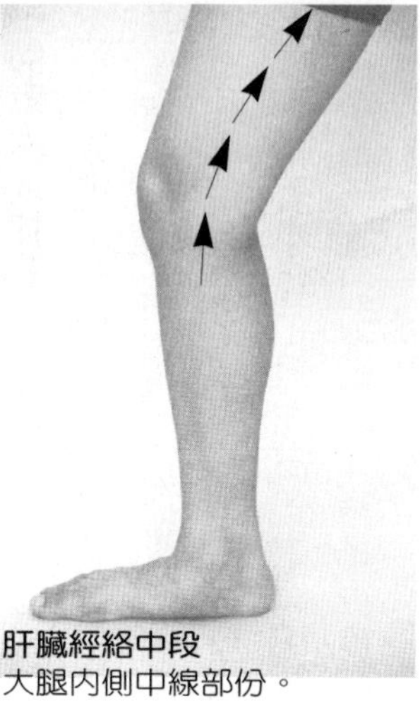

肝臟經絡中段
大腿內側中線部份。

・**肝陽上亢**：性急易怒、頭痛、暈眩、臉紅、目赤、口乾、舌紅、失眠、心悸、腰酸、腳軟等。

治療原則：滋陰平肝。建議常吃菊花茶、決明子茶、果汁醋、萵苣汁、綠豆湯、仙草等。並且應每天用拳頭下緣肥肉，從內踝上緣，沿著小腿中線左右敲打按摩，一直拍到膝蓋為止，每次每一腿至少拍打十分鐘，此乃「肝臟經絡前段」，敲打的力量必須要能感覺到酸痛，才有作用到。

肝陽上亢按摩穴道部位

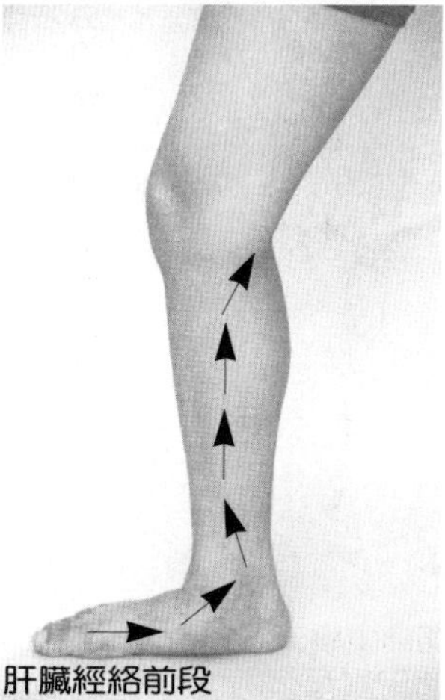

肝臟經絡前段
小腿內側中線部份。

‧**肝風內痛**：肩頸僵硬，顏面、眼睛、嘴唇、舌頭及手指發抖，說話不順，手腳麻木或抽筋、抽搐等。

治療原則：平肝熄風。建議常吃白木耳、蓮藕湯、髮菜湯、海帶、紫菜等。並且應每天用拳頭下緣肥肉，從內踝上緣，沿著小腿中線左右、大腿中線敲打按摩，一直拍到鼠蹊部為止，每次每一腿至少拍打十分鐘，此乃「肝臟經絡前中段」循環路線，敲打的力量必須要能感覺到酸痛，才有作用到。

肝風內痛按摩穴道部位

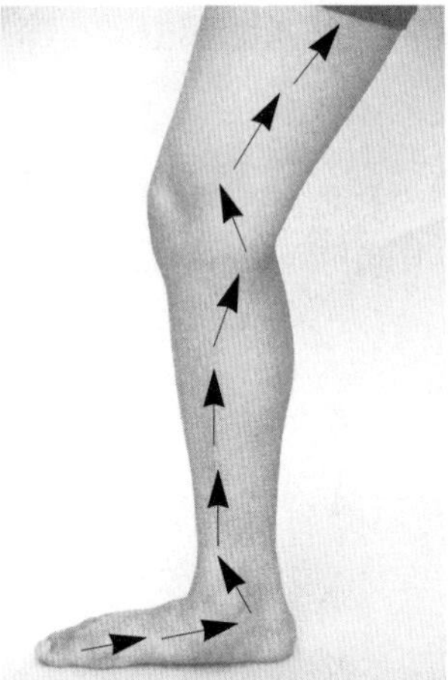

肝臟經絡前中段

小腿內側中線左右部份、大腿內側中線部份。

14. 水痘族

水痘發生時，會有發燒、頭痛、咽痛及四肢酸痛等症狀，對小朋友而言，真是痛苦不堪。若是發生在大人身上，更是痛苦。除了就醫服藥外，尚可用葡萄乾九公克、金銀花九公克（中藥房有售），加水五碗，煮開當茶喝，此茶甘甜，小朋友大都能接受，可加速痊癒水痘。

假如水痘消失較慢，亦可用等量的黑豆、綠豆、紅豆，以白醋浸過四小時，加水磨成豆漿，再點在水痘上，不僅水痘很快褪去，也不會留下瘢痕，影響美觀，何樂不為！

倘若身體各處實在癢得很厲害，則不妨多按摩兩大腿內側的經外奇穴「百蟲窩」，其位置在大腿股四頭肌凸出點，再往上一個大拇指寬的地方，等於由膝蓋內側凹眼往上四個手指頭寬的地方，左右各有一穴，該穴道常用在風疹塊、濕疹、渾身發癢、蟲積等症。

水痘族按摩穴道部位

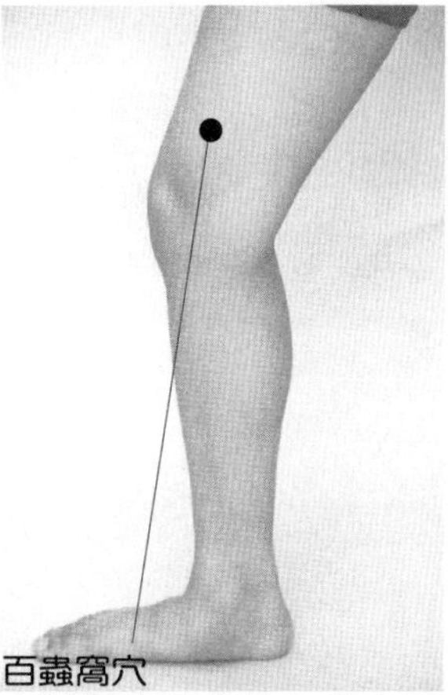

百蟲窩穴
由膝蓋內凹處往上病人四指寬之處。

15.壓力大的人

現代人每天趕車、趕上班、快節奏的生活、謀生活、交際應酬、好面子、力求完美、升學競爭、父母老師對功課成績要求太高、輟學、父母吵架、離婚、喪偶、重大災害、懷孕、身材走樣、害怕生病，或錢常不夠用的人，很容易就會得到「壓力症候群」，常會造成體重下降（吃東西沒胃口）或增加（好吃）、心煩氣躁、頭痛暈眩、睡不好、說夢話、容易驚醒、掉頭髮、胃痛、血壓高、異位性皮膚炎、頻尿、眼神呆滯等生理上的不正常反應，或出現咬手指甲、整天心情不好、酗酒、飆車、折手指頭、自暴自棄、輕生等心理問題，令人困擾不堪。

傳統醫學認為本症多屬「肝氣鬱結」所致，常用針灸、食療、按摩、氣功運動或使用著名方劑，如加味逍遙散、柴胡龍骨牡蠣湯、甘麥大棗湯來調整及治療。

針灸常用穴位，為神門、內關、期門、太沖、湧泉、足三里、三陰交，刺激手法以「瀉法」為主。再在耳朵的神門穴、交感穴、心穴、肝穴貼上種子或磁珠，保留三至五天再取下，以維持長效。

壓力大按摩穴道部位

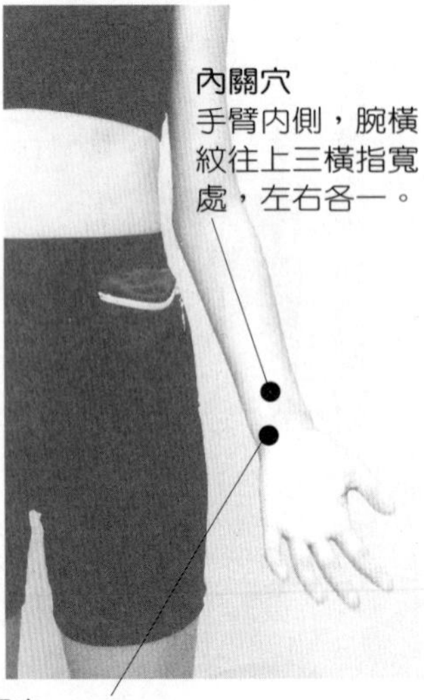
內關穴
手臂內側，腕橫紋往上三橫指寬處，左右各一。

神門穴
掌底三角骨後方兩肌腱之間。

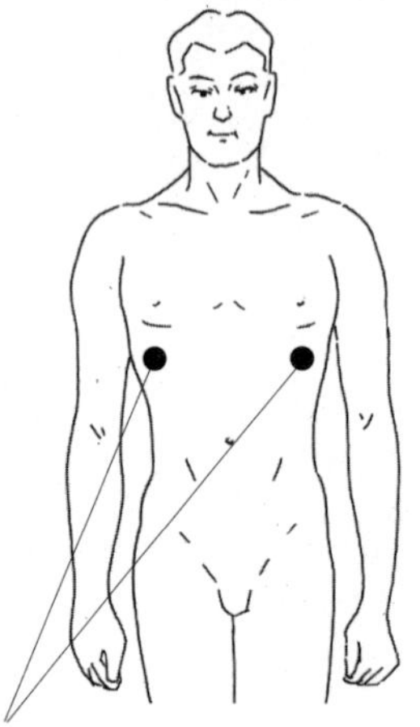

期門穴
乳頭直下，第六、七肋之間

壓力大按摩穴道部位

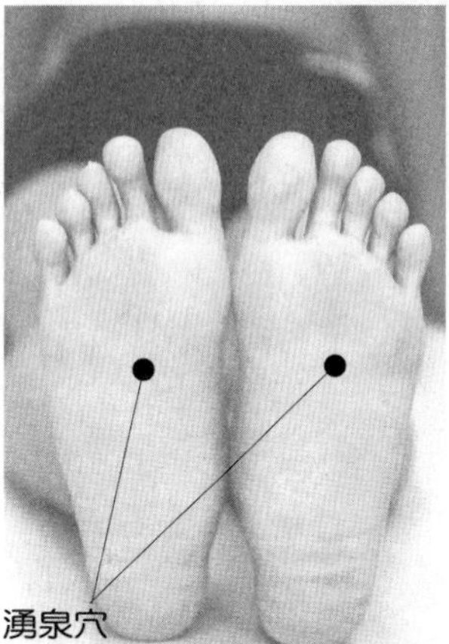
湧泉穴
足趾不算，在腳底正中線的
上1/3與下2/3的交點。

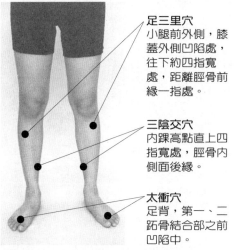

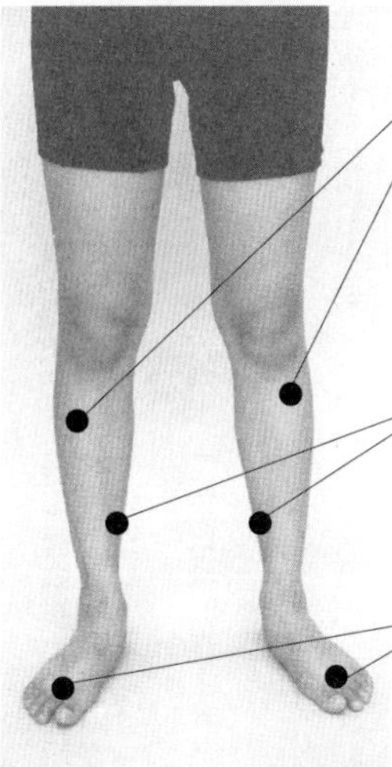
足三里穴
小腿前外側，膝蓋外側凹陷處，往下約四指寬處，距離脛骨前緣一指處。
三陰交穴
內踝高點直上四指寬處，脛骨內側面後緣。
太衝穴
足背，第一、二跖骨結合部之前凹陷中。

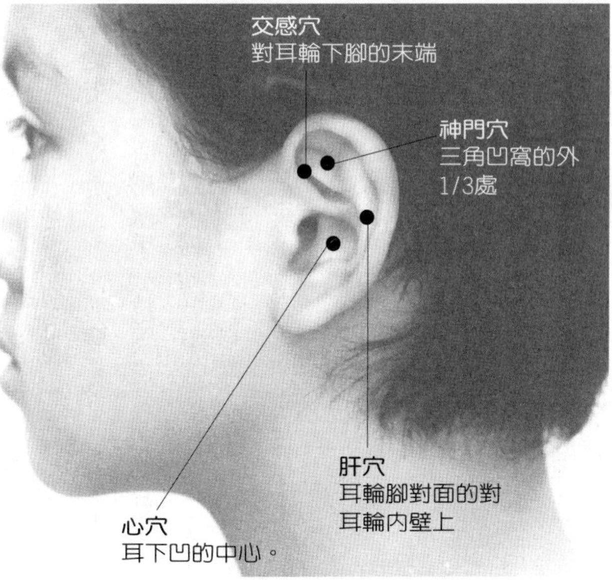
交感穴
對耳輪下腳的末端
神門穴
三角凹窩的外1/3處
肝穴
耳輪腳對面的對耳輪內壁上
心穴
耳下凹的中心。

以下介紹幾種可以DIY的降壓方法。

食療方面：

1.早餐時吃一大湯匙堅果仁或種子（核桃、松子、栗子、黑芝麻、葵瓜子、夏威夷豆、榛果等），可提供充足的礦物質及精力，加強意志力。

2.中午喝一杯玫瑰花茶（能清香解鬱，各大超市百貨公司均有販賣）。

3.每日應吃二個奇異果（含豐富的維生素和礦物質，能幫助穩定內分泌與神經系統）。

4.蓮藕茶（藕粉一碗，水一鍋，不斷攪勻，熬成紅色湯液，再加點冰糖，當茶喝）。可去瘀生新，開展心胸，令人歡喜。

5.金針湯（令人忘憂）。

6.多吃含鈣豐富的食物，較能持久對抗壓力，如髮菜、豆花、豆腐、黑豆漿、青花菜、甘藍菜、黑芝麻糊、玉米湯等。

運動方面：

可隨時做「拉耳吐納減壓法」，方法是坐在椅子上，光著雙腳平踩在地上，然後同時用兩手去拉兩邊耳朵的耳垂部份，並以嘴巴緩緩吐氣，再以兩手去拉兩邊耳朵的耳尖部份，同時以鼻子緩緩吸氣，拉耳垂、拉耳尖須重覆做十次以上。

光腳踩地可通地氣，其意思就是連接地球的磁場，可把頭部的火氣與壓力往下導引，減輕症狀，就好比我們的冰箱洗衣機需要接地線，把多餘的電往地上導引，以免人體觸到電的道理一樣。如果人在樓上，一樣光腳踩在樓上的地板上，仍然可以通地氣的。拉耳垂、拉耳尖的意思就是調勻身體上下的氣血循環，可使頭目清明、消除壓力，心情自然地就放鬆了。或多練習「向天祈禱」氣功式。

「向天祈禱」氣功式

本式對應針灸經絡之足厥陰肝經、足少陽膽經，可有效舒暢情緒壓力，及調整肝膽、大小腸、卵巢、子宮、攝護腺等功能。

- 左腳向前跨一步。
- 雙手合掌緩緩往頭上舉高。
- 同時用鼻子緩緩吸氣，並以雙腳的腳趾頭站立約十秒，此時您的胸脅及下腹部兩側的腹股溝，會感到有些吃緊，表示此動作有調整到肝臟經絡。
- 以嘴巴緩緩吐氣時，慢慢放下雙手和雙腳。
- 然後換右腳在前，右腳向前跨一步。
- 雙手合掌緩緩往頭上舉高。
- 同時用鼻子緩緩吸氣，並以雙腳的腳

向天祈禱氣功式

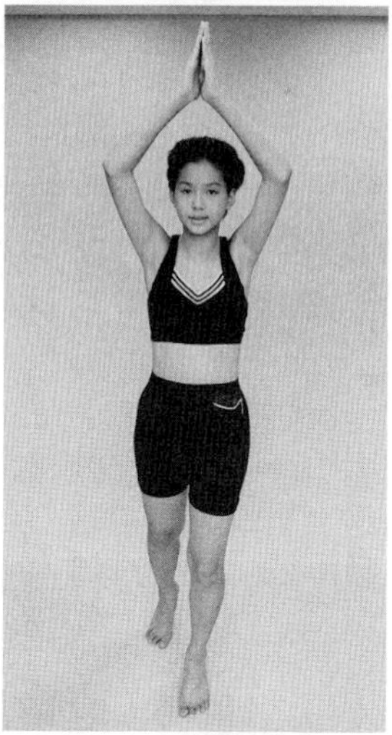

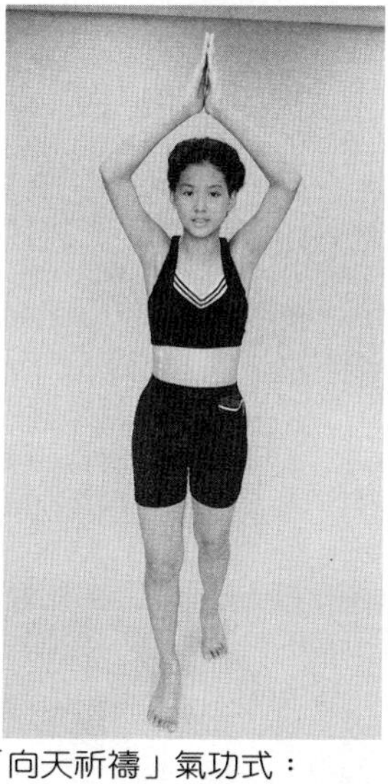

「向天祈禱」氣功式：
一腳往前踏一步，合掌舉高雙手，踮腳尖，同時吸氣。

趾頭站立約十秒，此時您的胸脅及下腹部兩側的腹股溝，會感到有些吃緊，表示此動作有調整到肝臟經絡。

• 以嘴巴緩緩吐氣時，慢慢放下雙手和雙腳。

• 每天晨起和睡前，左右邊各做二十次，記得左右輪流交替做，更能平衡身體的不舒服。隨時隨地多練習幾遍，就會感覺減壓妙用無窮！

安神減壓按摩穴道部位

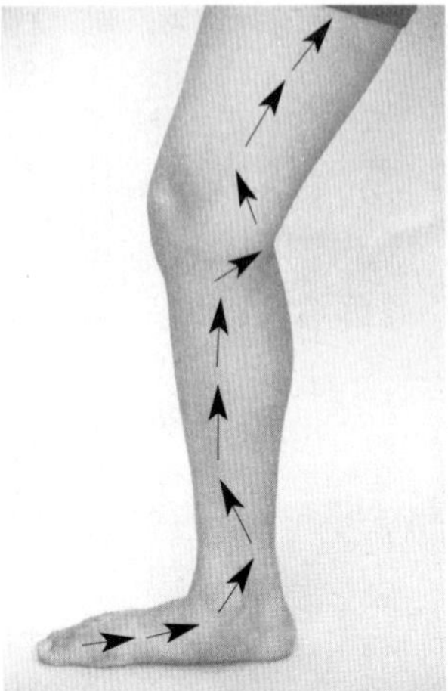

肝臟經絡前中段
小腿內側中線左右部份、大腿內側中線部份。

並且每天應用拳頭下緣肥肉，從內踝上緣，沿著小腿中線左右、大腿中線敲打按摩，一直拍到鼠蹊部為止，每次每一腿至少拍打十分鐘，此乃「肝臟經絡前中段」循環路線，敲打的力量必須要能感覺到酸痛，才有作用到。這樣的作法非常有安神減壓的作用。

另一方面，若一時壓力太大，不妨試試以下幾種「紓解錦囊」：

1. 準備一條冷毛巾，可隨時擦臉，幫助清醒冷靜。
2. 脫掉鞋襪，用腳尖走路幾分鐘，心想煩惱跟著走了。
3. 找一位樂觀的朋友或同事傾訴，發洩情緒（千萬不要找會哀聲嘆氣的朋友）。
4. 喝一杯酸梅湯或果汁醋，疏通肝氣。
5. 尋求宗教信仰，有鎮定及倚靠作用。

6.多讚美及鼓勵自己，不要遇到挫折就苛責自己。

7.晚上十點睡覺，早上六點起床，早睡早起精神好。

8.多看喜劇片，開懷大笑一番。

9.閉上眼睛，用力看後面的景物，平衡前後腦的壓力。

10.簡化自己的生活及慾望，因為生活越複雜，壓力越大。

11.自己動手做東西，會更滿足更快樂，如自己煮飯菜、做賀卡等。用錢買來的東西，不易有真正的快樂和滿足。

12.不要老是想「為什麼事情總是落在我身上」，而是要想老天讓我更有經驗與智慧來學習成長，使生活更豐富。

13.到大書店走一遭，多讀勵志的書籍、漫畫及幽默文選。

14.到孤兒院走走，捐自己能力可辦到的金錢或衣物，助人為快樂之本也。

15.不斷告訴自己，能容許別人不同的觀念或行為。

16.選擇一處公墓，抬頭挺胸大聲唱「中國一定強，同胞們起來，同胞們起來……」心想事情再壞，也不過如此！

16. 長期臥床的人

中風、半身不遂、車禍或摔傷癱瘓、癌症、昏迷患者等長期躺在床上的病人，在尾椎、背脊、臀部及足跟等處的皮膚會變成暗紅色、缺乏光澤與彈性，經常因磨擦及受壓部位過久未活動而破損，逐漸形成褐色紅斑、黑色痂蓋、潰瘍膿臭，血管及肌肉受損、壞死，變成頑固的褥瘡（壓瘡傷），不僅病人長期痛苦，家人亦是憂心不已。

除了定時變換體位，加強病人胃腸吸收營養外，可在潰瘍部位敷上「紫雲膏」，來治療與預防惡化。一般約一星期即可明顯改善。

傳統著名癒傷中藥「紫雲膏」乃紫根、當歸、胡麻油、黃蠟、豬油等天然中藥食物合成，具有消炎、鎮痛、殺菌、止血及生肌作用，中醫常用於擦傷、刀傷、燙傷、皮膚皸裂、痔瘡、富貴手及搔癢等症，為居家應急療傷良好藥膏。目前已有合乎國家製藥標準的藥廠製作銷售，讀者可多跑幾家中西藥房購買。像小朋友騎腳踏車跌倒擦傷，或家庭主婦切菜割傷，清潔傷口後，以紫雲膏塗抹，傷口很快就會癒合了。

另外，還可以用艾條、艾粒或遠紅外線儀器，來溫灸暖和「湧泉穴」，以改善病人的循環及機能。湧泉穴屬針灸腎臟經絡，可有效改善腰腳的循環，其主治範圍廣泛如頭痛、目眩、頭昏、咽喉痛、舌乾、失音、大便難、小便不利、小兒驚風、足心熱及昏厥等。湧泉穴在腳底前1/3與後2/3正中央線交點上（不包括腳趾計算）。

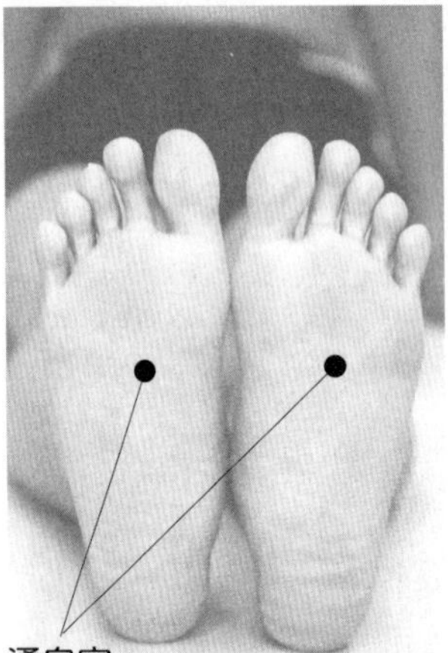

湧泉穴
足趾不算，在腳底正中線的上1/3與下2/3的交點。

若用艾條溫灸，則將燃燒的艾條頭，保持在接近病人腳底皮膚約三公分左右的距離，以病人能感覺到溫熱感而又不會燙傷為原則，每晚灸十分鐘。若用艾粒，則每晚需連灸七次。若家中有遠紅外線物理治療機，則需照射30至40分鐘，照射距離10至20公分，每日早晚各一次，效果較佳。

17. 氣逆族

我們體內每個內臟的「脾氣」（氣的運動方向）都不太一樣，像肺氣、胃氣以下降為順，如疾病、壓力、生活作息及飲食不正常等，都會使肺氣胃氣上逆，在肺就會出現咳嗽、氣喘、痰阻，在胃就變成噁心、嘔吐、脹氣、打呃等症。在脾臟則恰好相反，以上升為健康，倘若脾氣下陷，就會出現頭暈、腹部脹滿、久瀉、脫肛、子宮下垂等症。

除了就醫服藥外，肺氣逆時，我們可用鼻緩緩吸氣，然後以「嘶」字訣用嘴來緩緩吐氣，感覺一下兩邊肺部在逐步下降；胃氣逆時，我們可用鼻緩緩吸氣，然後以「嗨」字訣用嘴來緩緩吐氣，感覺一下胃腸在逐步下降；脾氣陷時，我們可用鼻緩緩吸氣，然後以「呼」字訣用嘴來緩緩吐氣，感覺一下脾臟在逐步上升；隨時多做幾次，可讓身體加速痊癒。記得吐氣時不用發出聲音，只要嘴型符合「嘶、嗨、呼」即可。

18. 胃痛族

一．肝氣犯胃：

時常煩惱，想事情，鑽牛角尖或生氣的人，容易傷到肝臟的功能，所謂「氣鬱傷肝」，也就是現在流行的一句話「鬱卒啦」。肝臟一有問題，氣機馬上阻滯，立刻影響到胃的運作，胃一失和，就會氣逆、胃痛、脹氣、噁心、嘔酸、脅下抽痛、沒有食慾，通常有薄薄的白舌苔，脈搏跳動較沉，像吉它的弦。

食療：小米粥、燕麥粥、玫瑰花茶、七葉膽茶、奇異果、木瓜。

按摩：並且應每天用拳頭下緣肥肉，從膝蓋上緣，沿著大腿中線敲打按摩，一直拍到鼠蹊部為止，每次每一腿至少拍打十分鐘，此乃「肝臟經絡中段」，敲打的力量必須要能感覺到酸痛，才有作用。

肝氣犯胃按摩穴道部位

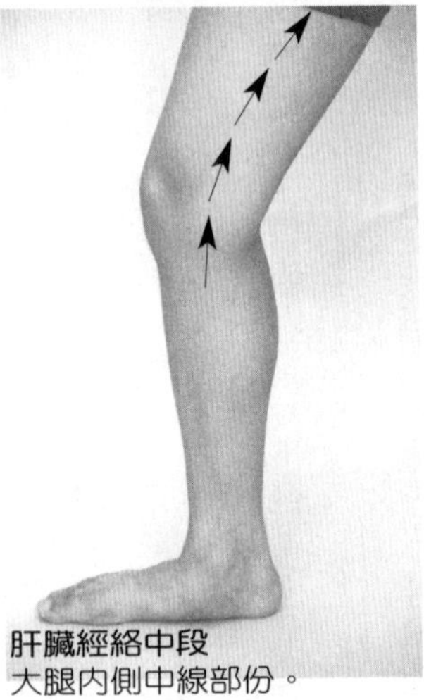

肝臟經絡中段
大腿內側中線部份。

二．飲食不調：

飲食不節制，喜歡吃重口味，如炸、烤的食物、辣椒、咖哩、芥末、麻辣火鍋等，若又吃很快很急，會造成食積不化，損傷脾胃，引起胃痛，不能按摸，時常口臭，舌苔厚黃，脈搏跳動較緊、較大、較快些。

食療：多吃蓮藕湯、普洱茶、苦瓜茶、黑豆漿、龜苓膏、梨子、蓮霧。

按摩：拳頭下緣肥肉敲打「胃的經絡」中段，意即沿著大腿外側外三分之一的邊線（外側稜線），由大腿的最上端，往下以敲打的按摩方式，一直拍到膝蓋為止，每次每一腿至少重覆拍打十分鐘，敲打的力量必須要能感覺到酸痛，才有作用。通常用右手拳頭敲打左邊的大腿，或左手拳頭敲打右邊的大腿，會更順手，更有效率。

飲食不調按摩穴道部位

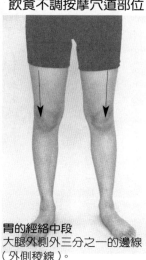

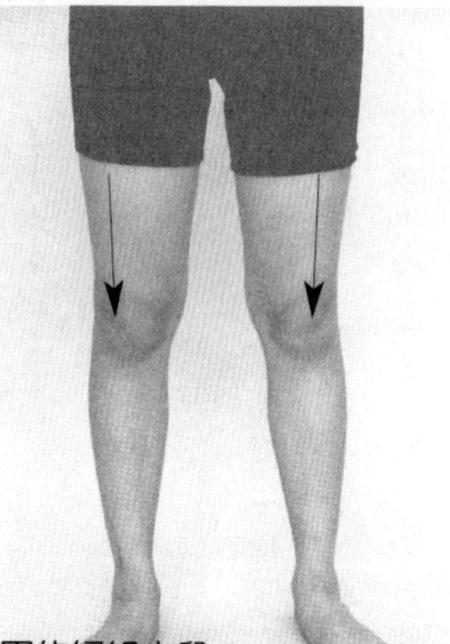

胃的經絡中段
大腿外側外三分之一的邊線（外側稜線）。

四．脾胃虛寒

平日喜歡吃冰、西瓜、香瓜、葡萄柚、喝冰飲料（汽水、可樂等）、不吃早餐（趕上班、上學），或為了身材，不吃正餐，或吃了又挖吐來減肥，或因忙碌常常餓過頭，結果傷了脾胃，容易胃痛、疲勞、四肢無力，有時吐清水，常常拉肚子，通常按肚子會覺得比較舒服，有薄薄的白舌苔，脈搏跳動較沉、較慢。

食療：多吃熱食，如小米粥、四神湯、薏仁湯、大頭菜湯、糙米甘草湯、蓮子湯、山藥湯。

按摩：手掌以圓圈方式按摩肚臍周圍各十分鐘。或用吹風機的熱風吹肚臍。

19.現代性愛族

現代人由於媒體的蓬勃發展，加上世界各國的「文化交流」，各種新觀念不斷刺激我們的感官，使得「性愛」這回事越來越開放，遺憾的是許多錯誤或誇大的性知識，經由不良的影片及雜誌書刊等，誤導了青少年，甚至於已婚夫婦，使得許多的婦女朋友受到不公平的待遇，毫無「性」福可言，在此衷心希望更多的男人，在做愛之前能夠更清楚知道正確又能達到雙方高潮的幸福知識。

・婚前的性經驗很美？對婚後的性生活很有幫助？

根據前一陣子媒體對大學生的調查，大學生有性愛的比率越來越高，這當然與社會風氣愈來愈開放有關。另外也有許多男性朋友在結婚之前，在酒店、俱樂部或按摩理容店裡，或出國時與歡場女郎進行好奇的性接觸。這兩種婚前的性經驗結果完全不相同。

前者，雖然雙方有感情，但一切都是在「探勘」，第一次接觸可能非常生澀而草草結束，也可能因為雙方都情慾高張，稍加活動就達到了「高潮」，這樣的性經驗根本是不成熟的。而後者，男性所面對的是職業女郎虛情假意的動作，其實她的內心深處只想趕快結束做愛及拿到金錢，這樣的性經驗所獲得的技巧與知識，根本是發洩情慾，一切都是扭曲而誇大的。

因此婚前的性經驗，對婚後往往是錯誤的示範，與真正水乳交融的夫妻性生活是完全不同的感受。結婚之前應對兩性的生理、心理，都有基本的了解，才不會產生可怕的偏差，造成家庭失和的問題。

・如何達到雙贏的高潮？

即使到現在這麼開放的時代，大部份的女性朋友在一生當中，還是很少得到「真正的」性高潮，這是因為女人由於從小被教導要做個淑女，不會輕易表達自己「想做愛」的意思，也不會在房間裡盡情「放開」享受。而男人總是衝動猴急的上陣，一辦完事兩腿一伸就睡著了，這個畫面是多麼不協調！

女性特殊的生理結構，使得女人在做愛之前，總是盼望自己的另一半能先營造氣氛，如送朵花、吃個燭光晚餐或點心，在柔和的燈光、迷人陶醉的情調音樂中，多說一些讚美和兩者之間才懂的親密話，再慢慢的撫摸接觸，才能慢慢進入「狀況」。啟動內在深處的高潮點所需花費的時間較長。

男性則簡單多了，只要看到裸露的女性身體，視覺的刺激夠強，或稍微愛撫一下身體，整個人就會興奮起來。即將達到高潮時，多半無法克制或延後射精的衝動，無法「煞車」，所需的性愛時間非常短。因此建議在做愛前奏愛撫時，千萬不要急著將男性的性器官放入女性性器官體內，因為男性的性器官只要在女性體內一陣小磨擦，就會達到衝動而射精，這個過程甚至於少於一分鐘，對男性而言只要達到射精，就算達到了高潮，其型態是簡單而固定的，但往往當男性結束時，女性的情緒卻才剛要開始而已，您叫她怎麼辦？自然沒有辦法達到真正的高潮，這常是女性「鬱卒」的主因之一。

女人的高潮遠比男人的複雜多了，不只是身體的刺激，還有內心（腦部的訊號）接收問題，她們希望藉著對方「連續的」愛撫、挑逗、刺激，這個時間可能需要高達三十分鐘左右，才能持續保持高亢的興奮狀態，最後才能突破那個「點」，達到最高潮，這時候她口鼻所吐的氣是特別的「寒」，可能像冰塊一樣（中醫學說「熱極生寒」），即使做愛結束後的幾個小時，身體仍然會有波浪式的脈動刺激。男士們一定要有耐心，貼心一些，多愛撫「敏感帶」，千萬不能急驚風，這樣永遠達不到雙贏的高潮點。

·敏感帶在那裡？

男女剛開始交往的時候，可能只要相視一笑，或牽一下小手，就興奮莫名，但隨著日日漸深的關係與接觸，就不再那麼容易滿足彼此的需求了。這時候可能要找出較多的敏感帶來增進感情，但敏感帶到底在那裡呢？

敏感帶通常分佈在：

1.**皮膚與粘膜交接的地區**。如嘴唇、乳房、肛門、龜頭、陰部等。

2.**皮膚上沒有毛的地方**。如耳垂、鼻尖、手掌、指尖、腳底等。

3.**濃密的毛髮周圍**。如髮根、腋窩、陰毛部、胸毛等。

但事實上，每個人的敏感處不一定是在上述的地區，如有的人在腰際，有的人在脅下，或是大腿內側，或是鼠蹊部，或是肚臍，也可能是最怕搔癢的地方，男女雙方不妨多試些位置來促進情趣。

・大小很重要？

夫妻美滿的生活與丈夫的性器官大小有關係嗎？「大」比較幸福嗎？事實上性生活品質的好壞與否，不在「那個」的大小，而是貴在技術是否「巧妙」，重在「前戲」是否足夠。

當女性受到足夠的挑逗而興奮時，陰道出口兩旁的巴多林氏腺、子宮頸管及陰道壁，便會開始分泌潤滑的液體，稍後大部份的陰道內部會明顯地伸展擴張，做為迎合男性性器官的準備，在男性性器官進入時，它便會因應男性性器官的大小，自然地做出適當的彈性調整，所以根本不會有大小的問題存在。

假如愛撫的時間不夠，陰道的滋潤及擴張調節不完全，男性急著強行進入，這樣一來不管男性的性器官多大多小，都會使女性陰部產生不舒服、疼痛或痙攣，而破壞了整個性行為的美妙感覺。所以，親愛的男士們需瞭解，細膩的動作及體貼的表現才是太太們的最愛。

・「處女膜情結」正確嗎？

有部份男性朋友的自私落伍觀念，仍停留在女方一定要有完整的處女膜，才能迎娶。假如在洞房花燭夜沒有看到落紅，從此就活在猜忌的生活當中，那真是非常可笑的一件事。

實際上，處女膜並不是一層完全封閉的膜，它只是繞在陰道出口的一個半月狀黏膜襞褶，其中央有大約一個手指能通過的開口，可供月經來潮時的經血排出。而現今多元化的生活，女性朋友接觸劇烈運動非常頻繁，如騎腳踏車、騎馬、打球、跳芭蕾舞等，都有可能因此而使這層薄膜破裂，並非一定是因為性接觸所造成。因而男性朋友大可不必一直猜疑而影響了自身的幸福。

‧陰道寬鬆怎麼辦？

女性朋友的陰道過於鬆弛寬大，可能會影響到雙方的性生活。陰道原本是很有彈性的腔道，其密密麻麻的肌纖維纏繞在內，會變成寬鬆的狀況，大致上有幾個原因：先天上陰道肌纖維衰弱萎縮的人、生產時嬰兒通過所造成的裂傷、生產時會陰切開後沒有修補完整、太密集生產的人、負重工作吃力的人、體質虛弱營養不佳的人、卵巢已摘除的人、子宮下垂的人等等。以中醫觀點而言，可從補養氣血著手，如多吃藥燉排骨、海參、髮菜、貝殼類食物（如蛤蜊、九孔、干貝、鮑魚、海瓜子、蚵仔麵線、蚵仔煎等），並常做提肛蹲馬步、金雞獨立來幫助（以一腳站立，另一腳弓在腹前，並儘量提高），因為氣血足自然機能就會恢復，特別嚴重的人才需要以手術來修補。

‧自慰是傷身又罪惡的事？

根據國外的研究報導，不管有沒有結婚，超過九成的男性，及六成以上的女性，都有自慰的經驗，只是傳統的禮教及道德規範，使得自慰像是犯了滔天大罪一樣而不敢公開。但現代人由於黃色刊物及影帶太容易取得，使得自慰的時間提早或更普遍了。尤其青少年們血氣方剛，稍受一點刺激，情緒便會高亢，假如沒有正當的疏導，使他們不再焦慮，不再沒有自信心，關起門來自慰可能會衍生出更多問題。

在這裡我們並不鼓勵自慰，但在不影響正常身心的狀況下，偶一為之仍可視為自我調節的一個過程。因為即使是正常的夫妻，有時候太太剛好月事來潮或懷孕期間，先生卻「性」緻勃勃，這時候先生只好自行解決，這也可避免出外拈花惹草的性衝動。因此很多醫師主張一星期自慰一、二次，尚屬正常範圍。以中醫觀點而言，十八歲左右的青少年，每星期自慰一二次，在體力上自是沒有問題，倘若年過三十，身體各部功能日漸衰老，可能每個月只可以一次。換言之，年齡越大，間隔時間更要拉長，因為常常自慰會大傷元氣，精氣神流失殆盡，因而種下生病的禍根。

20.避孕族

大部份的人以為在月經來的時候、或來之前、或剛結束的時候作愛，比較安全，事實上這樣的避孕法失敗率高達百分之十四至三十五之間。因為有些精子能在陰道、子宮內存活長達七天（精子一般能存活三天）。

有的人以算安全期來避孕，那也是極不安全的。因為女生的排卵日得從月經來的那天倒推十四天回去，但排卵日極易受到情緒及工作壓力等影響而不準，換句話說，我們無法準確推算排卵日。

很多人覺得戴保險套無法達到高潮，所以愛到一半，有射精衝動時再戴保險套，或者在體外射精以求避孕，這樣的避孕失敗率仍高達百分二十左右。因為男性在全部射精之前，早有部份的精子射出來，仍會造成懷孕。

有的男生雖說做愛時全程有戴保險套，但如果射精完仍繼續纏綿，不馬上捏住陰莖底部的保險套，迅速抽出的話，精液仍然會流入陰道，造成懷孕。

有的女生認為在性行為後趕快沖洗陰道，就沒事了。事實上男性精子的游動速度是以每分鐘三公分在女性生殖道內移動，當做愛結束，最早射出的精子早就跑到最裡頭去了，這時候再沖洗為時已晚。

部份女性當月經沒來，想趕緊打摧經針，使月經來，就不會懷孕。事實上摧經針打的是黃體素，對沒有懷孕的人才有用，假如懷孕了，反而有安胎作用。

有規律服用口服避孕藥的婦女，假如一時早上忘了吞，晚上得趕緊補吃，連隔日早上仍然要照常服用。倘若在一個月內忘記服用兩次以上，就得使用保險套，以策安全。

不管那一種人工流產，如真空吸引、月經週期術、藥物引產等，都可能併發出血過多、感染細菌發炎、子宮內粘連、子宮破裂及死亡等，或造成月經不順、不孕等問題，婦女朋友在性行為之前，要三思而行。奉勸男性朋友千萬不要太衝動或猴急，到時候問題多多！

21. 產婦

生產後如無法親自餵奶，產婦的乳房通常會因為乳汁充盈，每三、四小時脹痛一次，往往痛得無法睡覺。此時可至中藥房購買炒麥芽六兩，以六碗水煮剩二碗喝，分兩次喝（一日份），一般使用二、三天即可退奶（以前的人只用五錢，對現代人體質往往藥力不夠）。

倘若身體向來燥熱，仍無法退奶，可用幾隻大螃蟹，以米酒蒸熟，然後吃之，或飲用烏龍茶來斷奶。但螃蟹性味鹹寒，烏龍茶亦性寒，除了用來退奶，在坐月子期間，最好不要吃，以免傷了胃氣（消化系統），導致將來天天莫名其妙的腹瀉輕瀉（因為胃怕寒也）。

坐月子期間，許多婦女常無法忍受整個月不能洗頭，或洗頭沒有吹乾，或頭部在醫院裡就已吹到冷氣冷風，結果造成外出一吹風就頭痛（月內風），非常難治。此時不妨做「雙掌繞摩耳輪」動作，如將雙掌摀在左右耳朵，然後沿著耳朵外廓，以繞圈子方式，由前往後按摩耳朵90圈，就可減輕頭痛了。

另外，產婦在月子裡仍需做許多家事，如洗碗、帶小孩、清潔屋內等，結果往往造成指、腕、肘、膝等各處關節酸軟發痛。此時不論洗刷什麼，都必須用熱水，以免寒冷繼續傷害筋骨。然後在每晚睡前喝一杯枸杞酒，就可逐漸改善。方法是米酒或高粱的份量為枸杞的五倍，需浸泡二個月以上才能喝，最好在產前幾個月就製作好備用。

22.男性性功能障礙族

本病最常見的症狀如下：

- 性慾減退低下。
- 沒有性慾。
- 無法勃起。
- 勃起的力量維持不久。
- 勃起的次數減少。
- 在性交前無法控制而射精。
- 性交後少於一分鐘，即發生射精，並隨即萎靡不振。
- 或無法達到高潮、不能射精等。

對於病人的精神狀態、自信心與自尊、家庭安定，以及夫妻之間關係的穩定，往往有著莫大的困擾和影響。很多人吃了很多昂貴且誇大的健康食品或藥物，不但沒有改善，反而一身是病。因而，筆者在此提供一些簡便的食療、按摩及運動給丈夫及太太們作參考，也就是說除了就醫之外，您還可以幫助自己更多，相信不假時日就可在晨起時發現「中流砥柱」了。

食療方面：多吃大紅豆甜湯或甘納豆、黑豆漿、黑芝麻飯（黑芝麻撒在飯上吃）、糖炒栗子、生核桃、生葵瓜子、夏威夷豆、生松子、榛果巧克力、魚卵手卷、蝦手卷、鮭魚蔥花味噌湯、啤酒酵母粉或杜仲茶（藥房或健康食品店有售）、煎魚卵、杏仁小魚干、紫菜柴魚湯、沙丁魚罐頭、虱目魚丸、蒜頭炒蛤蜊、蚵仔煎、雞骨頭干貝湯、鮑魚粥、洋蔥炒海瓜子或九孔、紅燒海參、洋蔥炒蛋、涼拌海蜇皮、炒香菇肉絲、海苔醬、豬肝湯等，這些食物含豐富核酸（DNA），可提供充足的精力，製造精子及興奮性慾。每天換著吃幾樣不同的食物，好吃又不會膩。

不過要注意這些食物的膽固醇或脂肪含量都非常高，容易引起肥胖、高膽固醇及高血壓等毛病，因此，吃後一小時必須大步快走半小時，或練習「虎步功」，以單腳站立五分鐘，如雙手插腰，一腳站立，另一腳懸空，腳尖持續向下壓，力透足尖，像踢正步一樣，只是維持不動的姿勢五分鐘，左右腳須各站五分鐘，才能達到體內的平衡。

自我按摩方面：每天早晚可按摩自己的下腹部十分鐘，方法是先將雙手搓熱，再上下或以圓圈方式來搓揉下腹部，大約肚臍直下四、五指寬的地方，此處為關元穴（丹田）、中極穴，可旺盛全身的機能及性能力。

虎步功

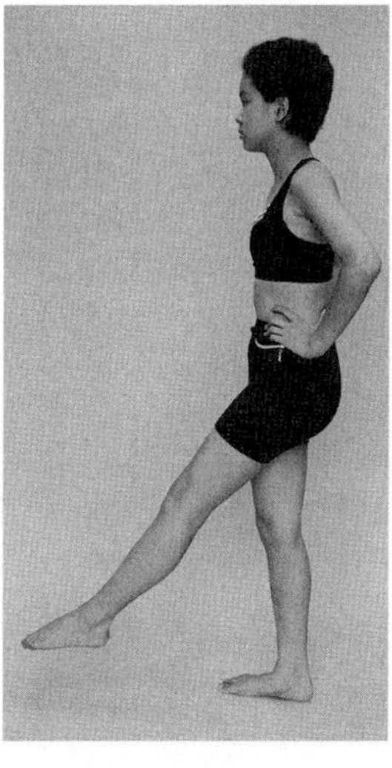

虎步功：雙手插腰，一腳站立，另一腳如踢正步，保持不動五分鐘。

生活起居方面：

・晚睡熬夜，得早睡早起，才會有充足

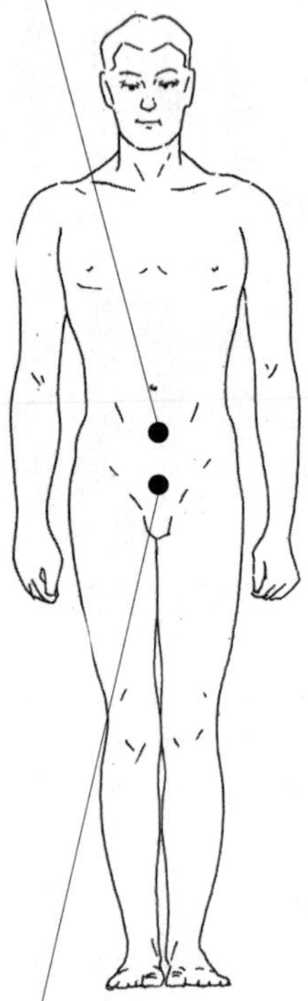

的精力。

・不要吃冰冷的食物。會使血管、肌肉和神經收縮太過，影響體內的循環。

・不要吃粉炸的食物。會形成壞的膽固醇，破壞動脈的襯裡細胞，堵塞血管。

・不要吃會利尿的食物。如西瓜、啤酒、冬瓜、咖啡、決明子茶、各種茶葉、利尿藥等，這些東西

多多少少會把製造精子的精微物質由尿液清出去，所謂越清腎越虛。

23.蟯蟲族

近年來臺灣的環境衛生改善不少，有大型寄生蟲，如蛔蟲的人已普遍減少，但小朋友還是常常喊屁股癢癢的，這多半是蟯蟲在作怪。除了肛門口癢以外，還有那些徵兆，可以確定自家的寶貝罹患寄生蟲呢？

・常咬指甲。
・常肚子痛（但這種的腹痛忍一下或不理它，就又過去了）。
・牙齦上有白點（表示體內有寄生蟲的歷史較久，如果沒有白點而有其他徵兆，可能感染時間較短）。
・晚上睡覺時常常磨牙。
・流口水多。
・用醋稀釋後擦肛門口，可發現蟲跡。

假如您的孩子有以上多項徵兆，這時候應該就醫或到西藥房購買打蟲藥，全家人一起服用，且需將所有被套送洗（蟯蟲會在夜晚跑到另外的宿主身上），才能徹底清乾淨。

24.減胖族

最近風行全球的減肥藍色小藥丸「使你酷」，也開始風靡台灣的影劇圈，據說它可以阻斷腸胃約三分之一從飲食攝取的脂肪吸收，不致於囤積體內，難怪女藝人們為之瘋狂。

事實上，過多清除體內脂肪的話，

身體會受不了的。因為每天我們的肝臟，會利用「天然、單純的脂肪」，製造「良性的膽固醇」，以適當的濃度循環在血液中，成為動脈最重要的潤滑劑，當動脈壁的襯裡細胞受損時，它們就會與膽固醇同時被身體拋棄排除，而長出新細胞繼續從血液中再吸收新的膽固醇，維持良好的健康身體。換句話說，體內的脂肪不夠的話，最先受傷的部份就是動脈血管壁，然後慢慢變成更大的全身性問題。

什麼是天然、單純的脂肪呢？肉類、內臟、腦、骨髓、豆類、種子、堅果仁、酪梨、木瓜、椰子肉、香蕉、芒果等，這些脂肪如保持天然狀態（未經油炸烤煎），就是吃多了，也不會得到動脈疾病，身體只會將過多的脂肪儲存起來。假如這些脂肪經過油炸、烤、煎等，尤其與澱粉一起加熱時，便會將好的膽固醇轉變成壞的膽固醇，造成不健全的動脈襯裡、動脈糜爛及動脈粥狀硬化，像炸薯條、甜甜圈、煎餅、派的餅皮、糕餅、炸雞、炸排骨、爆米花、烤花枝、烤魷魚等，不但會引起肥胖，也會對身體造成最大的傷害，應該少吃。

此外，很多人常去吃自助式沙拉吧時，因為沒有限量，為了撈本，大家總是盡量的吃、拼命的吃，結果往往急速增加體重。這時候假如吃些鳳梨，一會兒就會發現肚子消了許多，這是因為鳳梨含有一種能讓消化溶解肉類蛋白質的酵素，也就是說它有促進消化、間接減肥的功效，因此，許多人趨之若鶩，常在飯後吃幾片鳳梨，企圖幫助消化、減肥。

但臺灣俗話說鳳梨的性質蠻「厲」的，常常會令愛吃的人吃過頭，吃到嘴巴破，且在不知不覺中傷了腸胃。因此吃鳳梨的時候，可以將鳳梨片沾一點「醬油膏」或鹽巴來吃，這樣一來，既可抵掉它的「蠻厲之氣」，又可增添祛除「體內濕氣」的作用，而且別有一番絕佳風味，讀者不妨試一試。

25. 癌症族

假如您的體質容易長脂肪瘤或無名腫塊，即使開了刀，還是會再長出來，雖然不痛不癢，但總是心理一個負擔，不曉得那天會變成惡性腫瘤。其發生的原因多半與飲食、生活習慣不良有關，如嗜食煙酒、肉類、烤炸食品、晚睡等，導致循環變差，體內累積熱毒而造成。

除了就醫之外，不妨常吃荸薺、蓮藕、金銀花茶、桑葉茶、髮菜、紫菜、海帶等，這些食物能散結軟堅、清熱解毒或改善瘀阻。健康的人也可用來預防長出壞東西。金銀花和桑葉可在中藥房買到乾品，每次可用手抓一把，一些葡萄乾，加水一大壺，煮開後，當茶喝。如不夠甜再加點冰糖。

根據衛生署的統計，從一九八一年以來，連續蟬聯十七年台灣地區十大死亡原因第一名的疾病「癌症」，使得平均每五人死亡人數中，就有一人是死於癌症，而平均約每十五分鐘左右就有一人罹患癌症，實在令人怵目驚心。環顧自己的親友當中，不乏得到癌症的人，在整個家庭都被拖累而倍受折磨之際，我們不免向天問道：「難道真的沒有辦法對付這個難纏的病魔？」其實還是有方法的。

腫瘤在還沒長到一公分大時，通常很難檢查的出來，而一個一公分大小腫瘤的形成可能需要九到十五年，但假如您自己不好好愛惜身體，亂吃亂喝、作息紊亂，當然會使腫瘤迅速生長。因此，首先我們必須注意可能發生癌症的早期徵兆及警告訊號，因為越早發現癌症，越容易治癒。所以當身體有以下情況，就要迅速就醫。

癌症的早期徵兆

- 身體出現不明腫塊，有的會痛，有的不痛不癢。
- 皮膚上的斑、疣或痔等突然出現較明顯的變化。
- 不正常分泌物增多（如白帶、耳膿、眼屎、鼻膿、痰等）。
- 不正常出血的狀況增加（如經血點點滴滴不斷、鼻血、痰中有血絲、齒齦出血等）。
- 不正常的持續發燒，或不明原因一直低燒。
- 找不出原因的疼痛持續存在（如脅下抽痛、鼠蹊部抽痛、胃痛等）。
- 大小便的習慣突然改變很多（如本來大便較乾的人，突然常常輕瀉、尿變得很少、尿不乾淨等）。
- 老覺得喉中有異物，但又沒痰，喉嚨也不會痛，或吞嚥老是不順暢。

- 不明原因的持續瘦下來。
- 用了各種方法，但疲勞一直無法改善。
- 傷口或潰瘍一直無法完全癒合（如嘴角或嘴唇內小傷口一直存在）。

改變生活飲食習慣

其次要根本改變自己的生活飲食習慣，如：

- 不管工作或功課壓力多大，不要讓心情一直處在沮喪或鬱卒狀態下。
- 不要抽煙，或吸到二手煙，或在煙塵區工作太久，儘量遠離空氣污染地區，騎機車的人要戴口罩，廚房油煙要少、空氣要流暢。因為煙霧中有太多的致癌物。
- 勿飲酒過量，不僅影響肝功能，而且使您缺氧。
- 不要晚睡或熬夜，據研究可能會使您減少百分之三十的免疫力。
- 少吃油炸、燒烤、煙燻或醃漬物，少用食品添加物。
- 不吃太鹹、太燙、燒焦、長霉的食物。
- 不吃檳榔，以免引起口腔病變。
- 營養專家建議每天吃三十種以上的食物，均衡各類營養素的攝取，假如無法做到吃三十種食物，那麼至少每日所吃蔬菜量，應是肉類的三倍以上，而且每一餐要吃水果。
- 多吃含維生素A豐富的食物，如哈密瓜、杏子、柿子、油桃、橘子、金桔、炒的胡蘿蔔等，因為據許多醫學報告顯示，維生素A能使細胞維持正常的分化而抑制發生癌變。

•要想有助於癌症患者的復原，攝取多樣化的水果與多樣化的食物一樣重要，根據美國Rutgers大學在美國營養學會第38屆年度會議的研究成果顯示，美國民眾最常吃的27種水果中，具「抗氧化能力」最佳的水果有奇異果、柳橙、紅葡萄等，具「抗基因突變能力」最佳的水果為奇異果、香蕉、黑莓、櫻桃、鳳梨、西瓜，有助於防止細胞被癌化；另外具備「膳食纖維素」較多的水果有酪梨、柿子、奇異果、覆盆子、紅醋栗，有助於腸內致癌物質快速被排出來。而含維生素C及維生素E的水果也有預防癌症的作用，不妨常吃如含「維生素C」最佳的水果為奇異果、木瓜、草莓、檸檬、柳橙；含維生素E最佳的水果為酪梨、奇異果、芒果。記得三餐都要有水果，才是健康要領。

•癌症患者需要大量的「核酸DNA」來修補組織，更新好的細胞，應多攝取如鮭魚的精巢、啤酒酵母、魚卵、蝦卵、小乾白魚、柴魚片、小沙丁魚、虱目魚、蛤蜊、牡蠣、干貝、鮑魚、九孔、豆類、豆漿、芝麻、堅果等、海參、海蜇皮、香菇、海苔、豬肝等核酸DNA含量較豐富食物。

•飲用水需使用過濾器後，再煮沸，因為許多病菌並非過濾就可除掉，必須煮沸才能殺死。另外也不要泡在游泳池中過久，因為日本的醫學專家發現自來水中用來殺菌的氯，累積過量時亦是致癌物質。

•不要貪吃，使身體過於肥胖。因為肥

胖會引發一連串的問題，如心血管障礙、氣喘、高血壓及抵抗力弱等。

- 避免陽光、紫外線、X光射線等的曝曬過度，以免引發皮膚病變。
- 適宜的運動，如每日散步三十分鐘，或至少晨間運動十分鐘；睡前自我全身按摩一遍，及每月至少一次外出的休閒生活，可以減輕壓力，避免自律神經失調，免疫力降低。

提昇病患的自癒能力

最後再提醒您，長期的沮喪、憂鬱、憤怒及壓抑等無法即時紓解的情緒壓力，是破壞人體免疫系統最大的殺手。假如您已有親人罹患癌症，儘管化學、放射及手術等先進治療，能切除已長出的腫瘤，但卻無法完全禁止病人體內再長出新的癌細胞，其中最主要一個關鍵是病人本身的生存意志及心情，不管家屬也好，朋友也罷，或是醫護人員，應多開導及關心病人，發掘病人內心深處最感興趣的人與事，激發積極的求生慾望，提昇病人的自癒能力，這樣就有機會戰勝這個難纏的病魔！

另外，不要怕化學治療。由於癌細胞很容易就擴散到身體各處，是一種「全身性疾病」，除了放射性及手術的局部治療之外，常需配合化學治療，才能較有效地的全面殲滅癌細胞，但化學治療有不少「副作用」，使病人產生恐懼與痛苦。除了密切配合醫囑之外，怎樣利用食物及按摩方式來減輕化療的不適，減少罹患癌症的親友的椎心痛苦，提昇整體治療效果，變成我們生活當中每日都會碰到的迫切課題。例如：

‧**血小板過低**：應預防意外出血，免得止血不易。可多吃連膜的花生湯，因為花生膜（棕紅色薄皮）能對抗纖維蛋白的溶解，有促進骨髓製造血小板的功能。並可多按摩全身各處的關節，如腕、肘、膝、踝關節，可有效地幫助骨髓機能。

‧**紅血球過低**：多吃桂圓茶、葡萄、葡萄乾、西洋梨、蘋果、動物的肝臟（豬肝湯、滷的雞肝），並且每晚以拳頭下緣肥肉，敲打兩邊大腿內側的「血海穴」十分鐘以上，敲打的力量必須要能感覺到酸痛，才有作用到。病人採坐姿，由膝蓋向大腿內側上方，大約自己三個手指寬（不是手指的長）的肌肉隆起處，意即靠近膝蓋，股四頭肌內側頭的隆起處就是「血海穴」。血海穴在針灸學中主治月經不調、痛經、崩漏、閉經、風疹及濕疹等血液病，能使血流旺盛起來，使身體逐漸轉好。沒病時亦可拍打按摩此穴，可消除疲

紅血球過低
按摩穴道部位

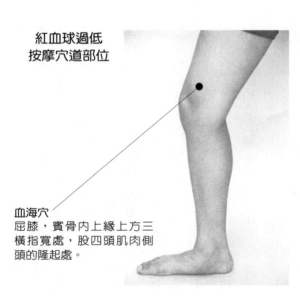

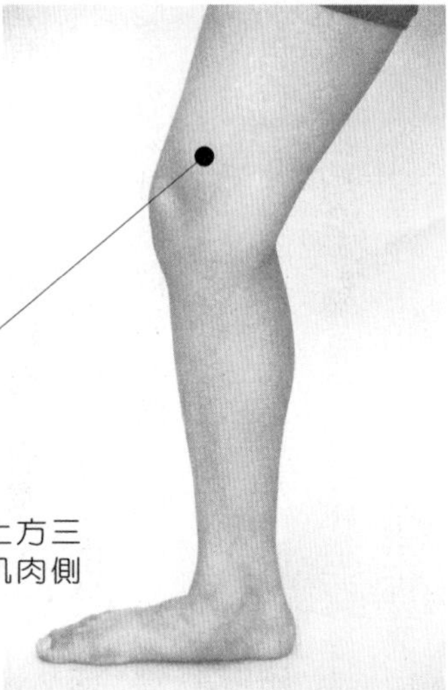

血海穴
屈膝，髕骨內上緣上方三橫指寬處，股四頭肌內側頭的隆起處。

勞，使皮膚漂亮，常保健康。

•**白血球過低**：應少到公共場所或接近感冒患者，預防感染。可多吃紅棗、肉桂、黨參，並多按摩腳背（較多淋巴反射區）及左右脅下（肝臟經絡匯集處）。

白血球過多按摩穴道部位

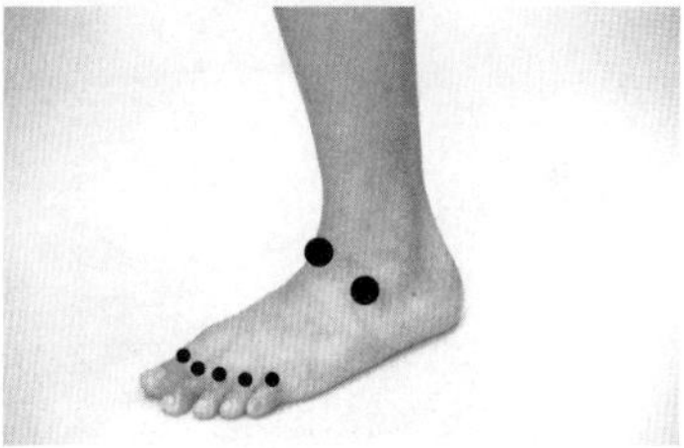

腳背淋巴反射區

•**掉髮**：化療會造成大量頭髮、皮毛掉落，雖然可以戴帽子或假髮，治療後多會慢慢重新生長，但治療期間仍然會擔心害怕及大傷自尊心。建議多吃髮菜、紫菜湯、芝麻糊、黑芝麻飯團、黑豆漿、核桃、栗子等，並常按摩後腦髮際周圍（有生髮穴）及後腰心（肚臍的正後面的命門穴），可減少掉髮及促

掉髮按摩穴道部位

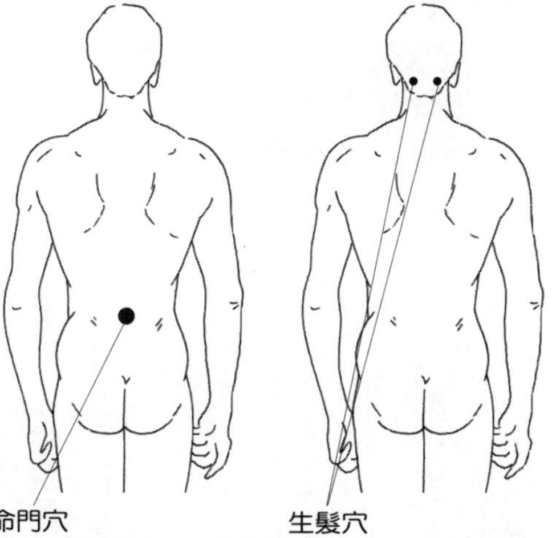

生髮穴
後髮際正中直上病人一指寬，再旁開二指處。

命門穴
第二要腰椎棘突下（肚臍正後方脊椎上）。

進毛髮再生。

・**皮膚癢、發疹**：可用香菜沾米酒擦拭，並按摩左右手肘外側（曲池穴）、左右大腿內側（百蟲窩穴，膝蓋內凹往上病人四指寬處）。

皮膚癢、發疹按摩穴道部位

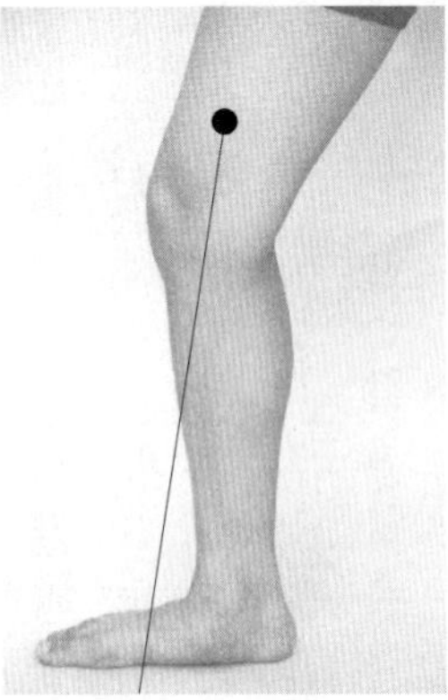

百蟲窩穴
由膝蓋內凹處往上病人四指寬之處。

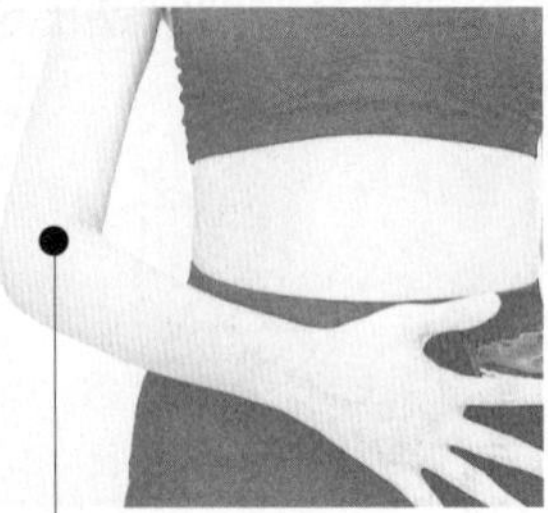

曲池穴
肘橫紋與肘尖之間

・**肌肉無力、針刺感**：可多吃地瓜、小米粥、白木耳蓮子湯、紅燒海參、鱔魚羹，並按摩左右大腿外側（陰市穴，膝蓋外凹往上病人四指寬處）。

肌肉無力按摩穴道部位

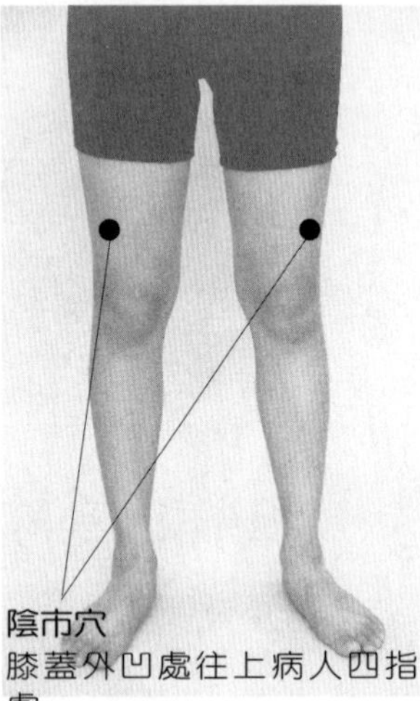

陰市穴
膝蓋外凹處往上病人四指處。

・**噁心、嘔吐、食慾不振**：應少量進食，多咀嚼再吞下，分多次用餐，不要空肚子，想吃就吃，飯後不要馬上平躺，宜小口喝山藥糙米粥、四神湯、薏仁湯等的湯，不用吃顆粒，並按摩左右虎口（合谷穴）、左右手腕內側略上中點（內關穴，腕橫紋往上病人三指寬處）、上腹部中心點（中脘穴，劍突與肚臍連線中點）及腳底中間部份（肝胃反射區）等。

‧**口腔潰爛、口乾舌燥：**多吃紅葡萄、葡萄汁、奇異果、燒仙草、蓮藕湯等，以調整脾臟功能。並多按摩「脾臟經絡」小腿內側中線及大腿上1/3連線部份。

食慾不振按摩穴道部位

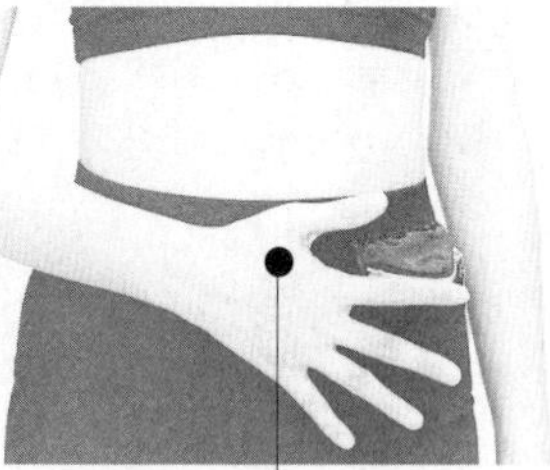

合谷穴：按壓兩手虎口

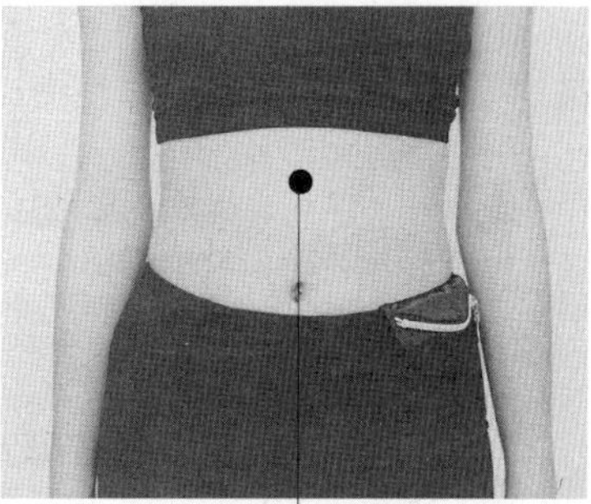

中脘穴：劍突與肚臍連線中點。腹部正中線上。

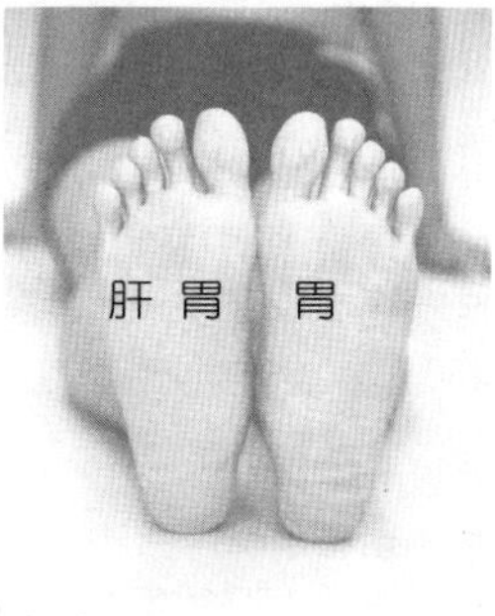

腳底肝胃反射區

口腔潰爛、乾燥按摩穴道部位

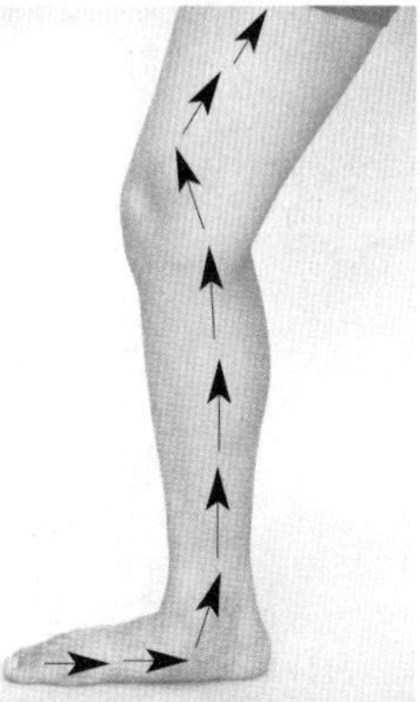

脾臟經絡
小腿內側中線，大腿之上1/3連線部份。

•**較容易膀胱炎、腎炎、排尿不順、灼熱感、血尿**：每日應喝二千西西的水，多吃純的燒仙草、生的蓮藕汁、冬瓜湯等，以利尿消炎。並多按摩左右小腿至大腿的內側邊緣（腎臟經絡）。

膀胱炎按摩穴道部位

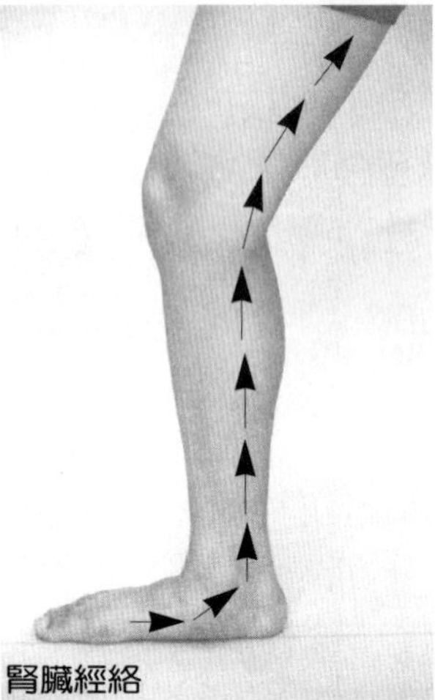

小腿大腿內側邊線上部份。

•**化學藥物從靜脈外溢，造成皮膚組織壞死疼痛**：除迅速告訴就診醫師之外，可多吃茄子（能強化毛細血管的彈性，防止微血管破裂出血）、蓮藕湯及紅菜（去瘀血生新血）。並且應每天用拳頭下緣肥肉，從內踝上緣，沿著小腿中線左右敲打按摩，一直拍到大腿為止，每次每一腿至少拍打十分鐘，此乃「肝臟經絡」，敲打的力量必須要能感覺到酸痛，才有作用。

皮膚壞死按摩穴道部位

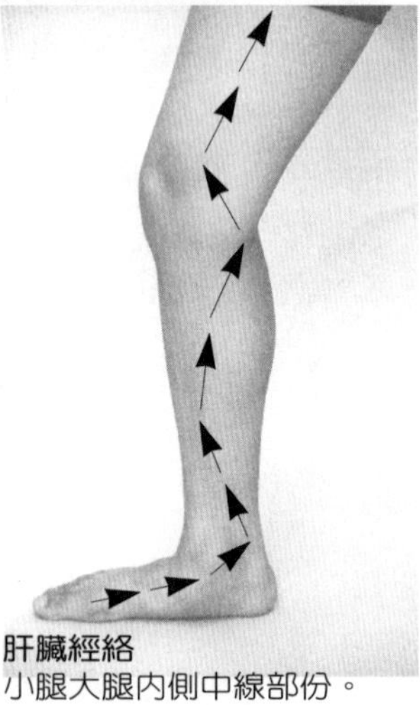

小腿大腿內側中線部份。

•**性機能、生殖能力減退**：可多吃糖炒栗子、生核桃、髮菜羹、奇異果、黑芝麻、薑絲炒蛤蜊、豆豉蚵仔、水煮蝦等，並多按摩下腹部（關元穴，肚臍直下病人四指寬處；中極穴，肚臍直下病人的五指寬處）。

化學治療的副作用的確令患者及家屬非常頭痛，但只要密切配合醫護人員的照顧，並時常輕柔按摩全身每一寸肌膚，及多細細咀嚼所吃的食物（據科學家研究，每一口食物咀嚼三十次再吞下，可殺死癌細胞），就可迅速恢復健康。

性機能減退
按摩穴道部位

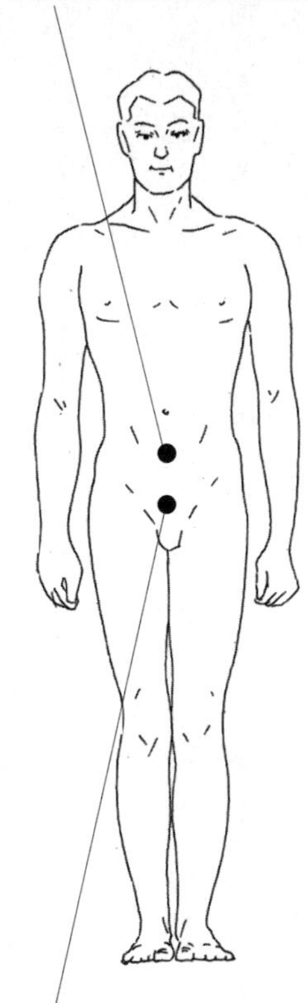

26. 應酬喝酒族

年關近了，做老闆的為了慰勞員工的辛勞，一定要辦個豐盛的尾牙，讓同仁們好好打個牙祭；過年時，親友相見也不免要多喝幾杯，痛快一下。但酒喝多了，既怕傷身體，又怕盛情難卻，無法抵擋一波波的乾杯攻勢，所以很多人就會藉尿遁，到廁所中以手指挖喉嚨，把酒吐出來，洗把臉轉身出去再戰。

此舉雖可馬上減輕酒意，卻容易傷了胃氣（脾胃消化吸收功能），影響到以後全身的營養吸收。且嘔吐所釋出來的酸，也會侵蝕牙齒，變成牙齒酸痛。假如嘔吐次數過於頻繁，更會使鈣離子流失，造成骨質疏鬆症，得不償失。

最好的辦法是，在酒中加冰塊，或在嘴裡不斷含著冰塊，或一小口接一小口地喝大量冰水，因為冰塊性寒，可迅速降低酒的火性，化成水，藉尿排出，保持頭腦清醒。千萬不要混合其他酒類、果汁或汽水等，那會加重肝臟的負擔，醉得更快。另外更不要煙酒一起來，因為煙酒一進入人體，就會迅速消耗身體內各器官所需的「氧氣」，容易疲勞，且會大大地減低免疫力及復原功能。

喝酒後常會腦袋不清、喉嚨乾痛及體內煩熱等，尤其宿醉後，隔日情緒多半大受影響，假如常常飲酒過量，更會導致胸痛、心律不整，並逐漸變成心臟擴大或心室衰竭，此時賢慧的您該怎麼辦呢？

- **多吃黑豆、黑豆漿：**黑豆味甘性平，能明目解毒、祛風除熱、活血調氣及利大小便。黑豆漿可在7-11便利商店買得到。
- **多吃綠豆湯：**綠豆味甘性寒，作用於肝、心及胃，能清熱解毒、消暑止渴及利水消腫。
- **多吃桑椹、桑椹汁：**桑椹味甘性寒，能滋肝腎、充血液、止消渴、去風濕、利關節、解酒毒、聰耳明目及安魂鎮魄。

- **啃甘蔗、現榨的甘蔗汁**：甘蔗味甘性平，能生津解熱、助脾和中（幫助消化系統）、潤燥通大小便及解酒毒。
- **多吃西瓜、現榨的西瓜汁**：西瓜味甘性寒，能解熱消煩、寬中下氣、止渴、利小便及解酒毒等。
- **多喝石榴茶**：石榴味酸澀微甘，能作用於肺、腎及大腸，能禦飢療渴、解酒止醉。可到泡沫紅茶店買來喝。
- **多吃橄欖**：橄欖味酸甘性溫，能作用於肺及胃，生津止渴、開胃下氣、治咽喉疼痛及解海鮮中毒，喝酒後細細咀嚼，能解酒毒。
- **多喝梨子汁**：可用幾個梨子，洗淨去心與子，但「不削皮」，切成小塊，加一點點水，放進果汁機中打成果汁喝。因梨子味甘性寒，可潤肺理氣、化痰止嗽、降火涼心、消食解悶及解瘡毒酒毒等。
- **多喝荸薺湯**：荸薺味甘涼性寒滑，能開胃消食、清熱止渴及化痰益氣，故能醒酒解毒。
- **多含酸梅、酸梅湯**：酸梅味酸性平，能作用於肝、脾、肺及大腸，生津止渴、斂肺止嘔及活化肝臟，使膽囊收縮，促進膽汁分泌，來解酒。
- **多吃生蘿蔔、生蘿蔔汁、生蘿蔔泥**：蘿蔔味甘性辛，能順氣化痰、利大小便、止渴、散瘀消食（幫助消化）及解毒醒酒等。
- **多吃菠菜**：菠菜味甘性冷滑，能活血、通胃潤腸、調氣開胸膈、止煩渴及解酒濕熱毒。

• **多吃白菜**：白菜味甘性溫，能寬胸除煩、通暢腸胃及解酒消食。

• **多吃蓮藕湯、蓮藕茶、藕粉**：蓮藕味甘性涼，可作用在肝、心、脾及胃，能祛瘀血生新血，養胃滋陰，解渴醒酒。

此外，以上各個食物除了能醒酒之外，對於想「戒酒」的人，多吃這些食品，肯定可以逐漸清除體內累積的酒毒，減少酒癮的發生。

27.腰部酸痛族

久坐辦公室，或站得久一些，或躺久了，或月經來的時候，容易腰部酸痛的人，可能您已「腎虛」，腎功能「虛弱或衰老」，如白頭髮變多、髮禿、容易腰酸、骨質疏鬆、耳背、頻尿、疲勞、精力不足、頭腦反應慢等，或是腎臟及膀胱經絡不通暢，下半身循環不佳，建議常吃能「滋腎、強腎或利腎」的食物來改善，如：

• **黑豆漿**：可到便利商店購買新鮮黑豆漿，但要退冰喝，或微波加熱一下；或吃黑豆炒苦瓜、黑豆燉魚、蔭仔蚵等。

• **烤豬腰**：至豬販或超市購買已去白膜的豬腰，洗淨，抹上一層杜仲粉，再包上麵皮，好像一個大餃子一樣，再放進烤箱或微波爐乾烤，烤的時候豬腰會出水，所以麵皮要捏緊，不要有縫隙，可使杜仲補腎的藥力滲入豬腰中。吃時沾點醬油膏更美味，不喜歡杜仲粉的人，可用白開水洗掉再吃，杜仲粉可在中藥房買到。

- **栗子**：到街上市場買糖炒栗子，或到食品行買日本小點心栗子糕，或在家裡燉爌肉時多加些栗子一起燉，或到市場買佛跳牆來吃。
- **核桃**：常吃核桃麵包，或至食品店購買核桃南棗糕，早餐前後吃一二片，如義美、新東陽食品公司都有出。
- **髮菜**：可到超市或南北貨購買乾的髮菜，先泡水去砂，然後可與蔬菜同炒，或加入任何湯中，如三絲髮菜羹、丸子髮菜湯；或購買髮菜速食包，熱水一沖就可吃，如康寶濃湯所出的產品。
- **雞骨頭干貝湯**：至超市買一包雞骨頭，及生或乾的干貝，先將干貝泡水去砂，再用一個碗公，放入幾個雞骨頭及十幾顆干貝，然後放入電鍋蒸熟，就成了鮮美的雞骨頭干貝湯了。
- **燒仙草**：至街頭連鎖飲料店，購買純的燒仙草，趁溫溫的喝。或用純的燒仙草加入雞塊及少許的酒、紅棗、枸杞子燉煮成可口的「仙草雞湯」。
- **紫菜柴魚湯**：可到超市購買配好料的便利包，熱水一滾就可以吃。
- **鱸魚湯**：到傳統市場或超市購買鱸魚，與薑絲來燉湯。
- **黑棗**：至中藥房或南北貨購買，當零食吃。
- **加州梅**：乃美國黑棗，至超市購買，當零食吃。

‧**蝦**：多吃小蝦米，或每天吃三、四十尾水煮蝦，沾醬油膏吃。
‧**烏骨雞**：到傳統市場或超市，購買烏骨雞，加些黃耆、當歸、枸杞子、紅棗來燉湯。
‧**海苔醬**：至超市購買，吃稀飯時可配著吃。
‧**龜苓膏**：至街頭連鎖飲料店或超市，購買盒裝或罐裝的成品。
‧**海帶芽湯**：到便利商店或超市，購買即食沖泡的海帶芽湯來喝。
‧**紅燒海參**：到傳統市場或超市，購買海參烏參，紅燒較好吃。
‧**黑芝麻**：常吃芝麻糊，或在每碗白飯上灑些炒熟的黑芝麻，超市有賣。
‧**杜仲茶**：到中西藥房、超市，購買杜仲茶包，熱水沖泡即可喝。

久坐離開座位時，應雙手舉高，以腳尖走路，此舉可有效調整頸肩及腰部緊張，可把這個運動養成習慣，即使在家裡，只要一起身，就舉手以腳尖走路，可常保腰部健康。常需久站的人，應常不時轉動腳踝，避免腰腿沉重吃力，如將重心移到右腳站立，再旋轉左腳踝。

此外，每天隨時隨地找機會按摩以下部位幾次，如左右後腰周圍（腎俞穴）、左右上眼眶的中央（腰腎反射區）、左右腳底正中（腰腎反射區）、左右膝蓋正後面的中央（委中穴）等，腰痛就會很快地減少了。

腰部酸痛按摩穴道部位

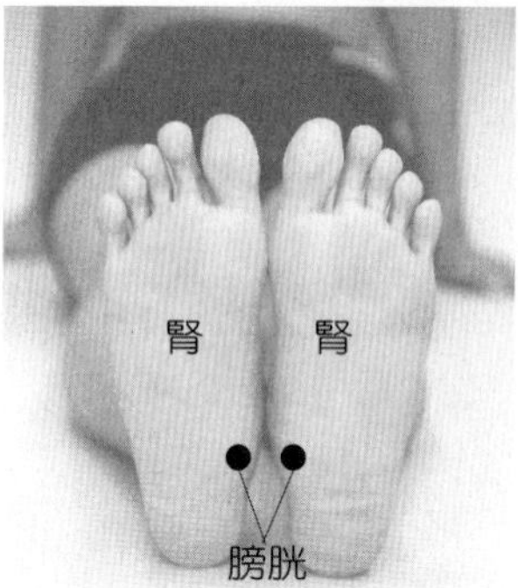

腳底腎、膀胱反射區

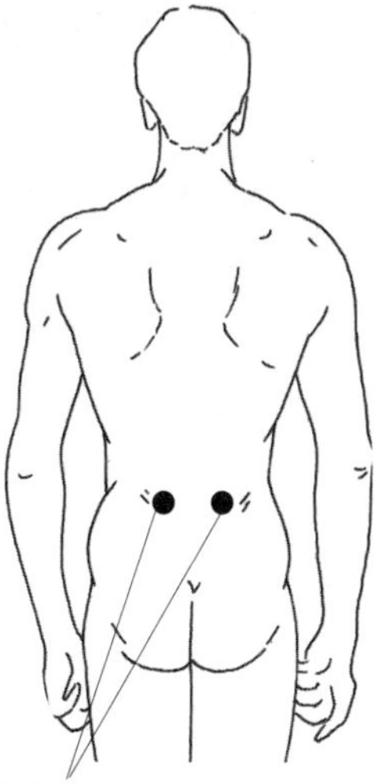

腎俞穴
第二腰椎棘突下旁開病人二指寬處。

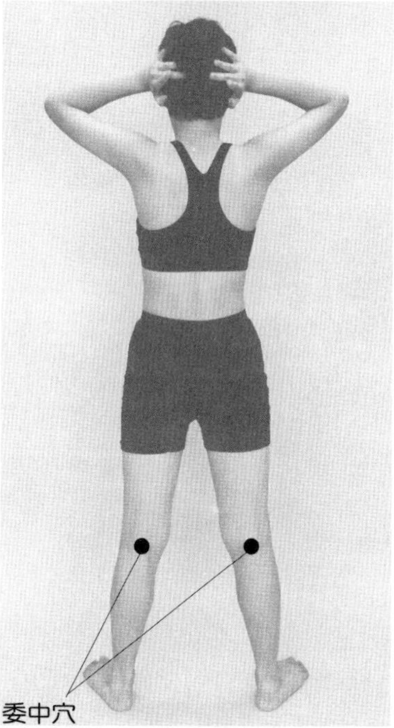

委中穴
膝蓋正後方，膕窩橫紋正中處。

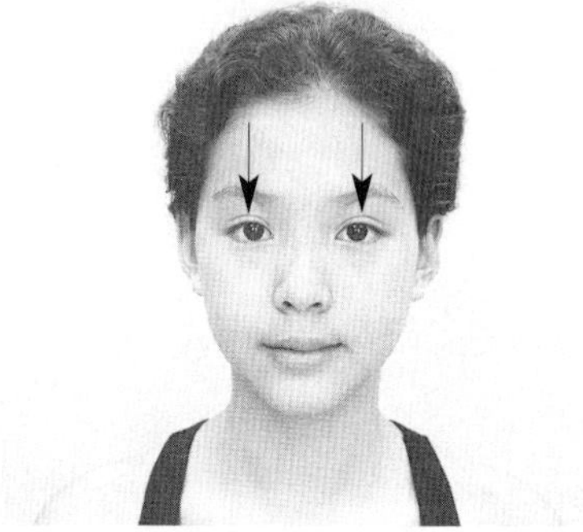

按摩上眼眶的中間部份（腎、膀胱反射區）。

Health

3

吃出健康有秘訣

健康，從飲食開始

1.五臟的食療要領

肝、心、脾、肺、腎是人體最重要的臟器，如肝生了病，病人總是急著問醫師：「我的肝不好究竟應該吃什麼？到底需不需要補？要不要吃退火的食物？」但忙碌的醫生往往無法即時地為患者詳細解說適合的食物，這對於病人來說，其實是最最迫切需要知道的大事。

中醫學說「實者瀉之，虛者補之，寒者熱之，熱者寒之」，身體生病時，常常會偏向燥熱、低燒、高燒，或虛弱、寒冷，這時候我們必須以各種方法，如針灸、按摩、吃藥、運動或食療等來「平衡」它，身體自然就會改善而逐漸痊癒。

如「熱性體質的人」較有口渴、心煩、口乾、舌燥、怕熱、汗多、穿衣少、舌苔黃、舌體色紅、痰色黃稠、小便黃、容易便秘、脈搏跳的較有力、較快等現象，需要寒性的食物來平衡。

「寒性體質的人」則較惡風、怕冷、穿衣多、舌苔白、舌體淡白、痰色白而清稀、小便清長、頻尿、大便水水的或清稀、脈搏跳的較無力、較慢等現象，需要熱性食物來改善。

2.肝不好，究竟應該吃什麼？

傳統醫學認為，當肝失常時，常會影響到下列功能：

・肝膽功能（如肝炎、脂肪肝、膽結石等）。

・消化系統（如容易脹氣、消化吸收不良）。

・對外界刺激的情緒波動的反應過度（如容易脾氣急躁、鬱卒、憂鬱）。

・自律神經系統失調（如全身倦怠、發燒、肩酸、手腳麻木感、頭痛、胸悶、心悸、食慾不振、噁心、便秘等）。

・眼睛的功能（如容易酸澀疲勞、流目油、眼屎多）。

・全身筋的緊張度增加（如肩頸僵硬、容易抽筋）。

・指甲生長（如容易變形或龜裂）等的正常運作。

此時應吃有益肝臟及肝臟經絡的食物：

・**屬偏熱性體質的人**：奇異果、檸檬汁、西瓜、番茄、梨、黑豆、黑豆漿、地瓜葉、蕨類、川七葉、萵苣、菠菜、荸薺、綠豆湯、果汁醋、酸梅、菊花茶、決明子茶、牛蒡、酸菜、絲瓜、青橄欖、桑葉茶、芹菜、薺菜、大黃瓜、蜂蜜、蜂王漿、地骨露……。

・**屬偏寒性體質的人**：桑椹、葡萄、葡萄乾、荔枝、南瓜、茴香、薑、八寶粥、芝麻、雞肉、烏骨雞、鵝肉、甜青椒、甘蘭菜、紅棗粥、綠花椰菜、小白菜、橄欖油、四季豆、豌豆、薑絲蛤蜊湯、豬肝湯、鱆魚、鮑魚粥、草菇……。

3.心不好，究竟應該吃什麼？

傳統醫學認為，當心失常時，常會影響到下列功能：

- 心臟功能（如胸部不舒服、心跳不規則、心臟病等）。
- 大腦指揮系統（如思慮不周全）。
- 記憶（如記性變差）。
- 精神的穩定（精神躁進或憂鬱）。
- 舌頭（如容易腫脹或破皮潰瘍）。
- 出汗（如盜汗、出汗過多或過少）等的正常運作。

此時應吃有益心臟及心臟經絡的食物：

- **屬偏熱性體質的人**：萵苣、茭白筍、大黃瓜、茄子、腐竹、油菜、綠豆湯、鱉、蜂蜜、蜂王漿、桑葉茶、苦瓜、苦瓜茶、蓮藕、海帶、金銀花茶、紅柿、胡蘿蔔、玫瑰花茶、金針湯、川七葉、魚油、菠菜、百合、花粉、奇異果、西瓜、梨、番茄……。
- **屬偏寒性體質的人**：紅棗、龍眼、龍眼乾、桂圓茶、山楂、葡萄、葡萄乾、紅葡萄酒、紅蘋果、桃子、櫻桃、荔枝、洋蔥、甘藍菜、辣椒、桂圓粥、小麥、紅豆、人參、紅莧菜、紅地瓜葉、紅鳳菜、藕粉、枸杞、核桃、松子、辣椒、甜紅椒、蒜、鮭魚、羊肉、豬心……。

4.脾胃不好，究竟應該吃什麼？

傳統醫學認為，當脾失常時，常會影響到下列功能：

- 胃腸消化系統（如吸收不良、稀便）。
- 四肢肌肉的反應（如肌肉無力或萎縮、脊椎彎曲）。
- 血液（如貧血、紅血球的更新失常、容易瘀青）。
- 後天免疫力（如常感冒）。
- 嘴唇（如常嘴巴破皮潰瘍、口水太多或太少）等的正常運作。

此時應吃有益脾臟或脾臟經絡的食物：

- **屬偏熱性體質的人**：梨、蘋果、柚子、柿子、柿餅、荸薺、奇異果、香蕉、鳳梨、葡萄柚、甘蔗、橄欖、柑橘、金桔、黃豆、大白菜、菠菜、油菜、馬齒莧、番茄、冬瓜、竹筍、綠豆、綠豆芽、豆漿、豆腐、蘆薈、鯽魚、黃連、薏仁、蜂蜜、白豆漿、蒟蒻、酸乳酪、普洱茶、菱角、芹菜、兔肉、百合、猴菇、黑木耳、白木耳、花粉、蜂王漿……。
- **屬偏寒性體質的人**：龍眼、龍眼乾、桂圓茶、櫻桃、鱔魚、甘藍菜、香菜、茴香、蔥、薑、蒜、辣椒、南瓜、馬鈴薯、胡蘿蔔、黃豆芽、紅棗、木瓜、栗子、糯米類食品、鵪鶉、地瓜、煮的花生、山藥、紫蘇葉、八寶粥、荷葉飯、麻薯、粽子、玉米、苦茶油、甜黃椒、米漿、糙米、麥芽、燕麥、小米粥、豆腐、陳皮、鱸魚、鵝肉、芒果、羊肉、紅糖、麥芽糖、香菇、羊乳、山楂。

5.肺不好，究竟應該吃什麼？

傳統醫學認為，當肺失常時，常會影響到下列功能：

・呼吸系統（如常感冒、氣管發炎、喉痛、背痛等）。

・皮膚（如常過敏發癢）。

・體溫的維持（如常怕冷）。

・聲音的合成（如聲啞）。

・鼻子（如鼻炎、鼻過敏、鼻塞、鼻涕多）等的正常運作。

此時應吃有益肺的食物：

・**屬偏熱性體質的人**：梨、羅漢果、奇異果、蘋果、柑橘、香蕉、楊桃、枇杷、柚子、柿子、梅子、蓮藕、大白菜、菠菜、茄子、絲瓜、竹筍、白蘿蔔、豆漿、豆腐、海帶、鯉魚、白木耳、百合、曇花、地骨露、豬血湯、豬肺湯、蜂蜜……。

・**屬偏寒性體質的人**：金桔、花椰菜、馬鈴薯、山楂、蓮子、藕粉、核桃、栗子、糯米類食品、煮的花生、海蜇皮、鵝肉、杏仁、白果（銀杏）、山藥、九層塔、香菜、紫蘇菜、白胡椒、葵瓜子、四神湯、蛋白、冬蟲夏草、燕窩、鵪鶉、芒果、羊乳、羊肉、麥芽糖、葵瓜子……。

6.腎不好，究竟應該吃什麼？

傳統醫學認為，當腎失常時，常會影響到下列功能：

- 泌尿系統（如頻尿、攝護腺炎、膀胱炎）。
- 生殖系統（如不孕）。
- 頭髮（容易掉髮變白）。
- 牙齒（容易動搖變壞、掉牙）。
- 耳朵（如重聽、耳鳴）。
- 性能力（無法持久、遺精、冷感）。
- 骨骼系統（如腰痛、股弱、骨質疏鬆、關節病變、酸軟無力）等的正常運作。

此時應吃有益腎臟及腎臟經絡的食物：

- **屬偏熱性體質的人**：梨、鳳梨、奇異果、西瓜、葫蘆（瓠瓜）、冬瓜、萵苣、茭白筍、白蘿蔔、海帶、紫菜、昆布、海藻、鯉魚、鯽魚、鱉、螃蟹、黑豆、黑豆漿、龜靈膏、黑木耳、白木耳、地骨露、海蜇皮、菠菜、蜂蜜……。
- **屬偏寒性體質的人**：南瓜、芋頭、核桃、栗子、紅豆、煮的花生、海參、髮菜、黑芝麻、芝麻糊、麻醬麵、桑椹、加州黑棗、韭菜、烏骨雞、墨魚、豬腳（豬蹄）、鱔魚、蚵、蝦、鱸魚、豬腰、茴香、羊肉……。

假如您還是不知道自己到底是屬於虛寒或實熱體質，可多找幾位醫師診斷，再配合適當的食療。倘若選擇不適當的食物，往往會影響疾病的機轉，等於天天仍在扯自己的後腿，大大減低了醫師的治療效果，或延遲了痊癒的時間，實在不可不注意。

7.香瓜（甜瓜）止渴除熱

據考古學家研究，湖南馬王堆的西漢古墓中的女屍胃裡，發現有香瓜子，這表示二千多年前香瓜已經很普遍。香瓜能止渴、解暑、除煩熱及利小便，對於常常口鼻生瘡的人很有幫助。

但如果您脾胃較寒、大便經常水水的人或剛拉肚子，吃它則會瀉得更厲害。我們常買了一堆香瓜，放久了也不知是否變質，這時可將香瓜放進水中，若沉下去，就不可食，可能已經敗絮其中。

8.瓜蒂催吐猛

甜瓜的蒂，味苦性寒，內含「甜瓜蒂苦毒素」，漢朝名醫張仲景將瓜蒂、赤小豆和香豉合成「瓜蒂散」，可刺激胃黏膜而引起嘔吐，不但不會被身體所吸收，而且不會有虛脫或中毒之弊害，這可能是世界上最早使用的催吐藥。

中醫常用瓜蒂散吹入鼻中來治療鼻炎、鼻瘜肉、鼻不嗅氣味、肝炎、黃膽及肝硬化等症，或口服引吐胸膈所積頑固老痰及食物中毒之急救。瓜蒂散作用較猛，應事先請教中醫師後再使用，特別是如有吐血、咳血、胃潰瘍及心臟病者忌用之。

9.皮膚病少吃芒果

芒果（檬果）汁多味美，又甜又香，營養豐富，是老外的最愛，但他們卻常常吃出毛病而不自覺，原來芒果容易助長「濕熱」，屬「漆樹」科植物，有些人吃了會引起皮膚過敏或蕁麻疹（台語說「起秤膜」），眼眶紅腫如熊貓，嘴角、頸側、胸背紅癢，無法見人，非常難過！

中醫常會用小柴胡湯及茵陳五苓散兩種湯劑合用，來疏肝理氣、利尿解毒。假如您身上患有蕁麻疹、皮膚過敏、濕疹、牙痛、膿瘡或腎臟發炎等，多吃可能會更嚴重，宜小心。

假如怕吃了引起皮膚病等疾病，可在吃完芒果後，立即喝碗「綠豆甘草湯」，利尿解毒一番，就沒事了。方法是煮綠豆湯時加一、二錢甘草片，甘草片可在中藥房買到。另外，有皮膚炎或濕疹的人，可用芒果皮150克，四碗水，煮沸後再煮10分鐘來洗患處，每日洗三次，即可改善。

我們也可用新鮮韭菜一大把，加上生甘草二錢，煮水來當茶喝及洗患部，因為韭菜有很好的補肝、腎、膀胱、強腰膝及解毒作用，對於虛弱體質的人，可幫助加速痊癒。如果愛吃芒果的人，不妨同時吃些韭菜餃子或韭菜盒子，就比較不會引起過敏了。

此外，芒果也有很多好處，若容易暈車暈船，或是一刷牙就牙齦出血，或是皮膚上時常贅生許多不癢不痛的小肉塊（多發性疣）、婦女朋友們如果常常月經不順等，都可以常吃芒果來改善，因為芒果可通順經脈、益胃氣及止嘔止暈，而且又是維他命A的最佳來源及維他命E的良好來源。

10.奇異果是營養活力來源

奇異果古稱「彌猴桃」，為彌猴桃科植物「彌猴桃」的果實，主要產在四川、河南、福建、廣東及廣西等地，以體形圓大、色黃褐綠及滋味甜帶酸者為上品。

中國傳統醫學則認為，彌猴桃（奇異果）其性味甘酸微寒，能入腎、肝及胃經，具有潤燥、生津、止渴、健胃、催乳、清熱、利尿、通淋、散瘀及消腫之功效。

常應用於心血管疾病、高血壓、肝炎、尿路結石、消渴（糖尿病）、黃膽、淋病、關節炎、痔瘡、胃腸系腫瘤、消化不良、食慾不振及便秘等病症上。

中國大陸有一些藥膳方如下：

1.消化不良或食慾不振，可每天早晚生吃一個奇異果，由於它的果肉甘甜微酸，能適當地刺激肝膽分泌較充足的膽汁，促進胃腸的蠕動，增強食物的吸收力，促進食慾。或用晒乾的奇異果一兩半，以水五碗水煎當茶服。

2.奇異果五個，洗淨去皮，打成果汁，

可治脾肝腫大。

3.奇異果一個，洗淨去皮，加金柑四個，三碗水水煎去渣，再沖入燒酒二兩，早晚空腹分兩次服用，可治睪丸偏墜疼痛。

4.奇異果根30兩，紅棗12顆（每個皮劃開幾道），水十五碗，水煎當茶服，可治肝炎。

5.奇異果根20兩，水一千西西小火慢煎，煎二、三小時成一碗，每天服一次，10天為一療程，連服6個療程，可治胃腸系統腫瘤及乳癌。

根據美國食品營養研究頂尖學校之一的Rutgers大學Paul Lachance博士發表於一九九七年九月於紐約舉行的美國營養學會第38屆的年度會議，「水果對於維持健康及疾病治療的營養評估與建議」研究報告中顯示，在比較了27種最受美國人歡迎水果的營養組成（蘋果、檸檬、葡萄、芒果、梨子、奇異果、木瓜、哈密瓜、草莓、柳橙、紅醋栗、桔子、酪梨、橘子、葡萄柚、萊姆、杏子、覆盆子、香瓜、鳳梨、柿子、李子、香蕉、西瓜、桃子、油桃、櫻桃），研究結果顯示「奇異果」是其中最具營養價值的。

它含有豐富的蛋白質（多種氨基酸）、碳水化合物、脂質、維他命A、維他命B、菸鹼酸、葉酸、泛酸、維他命C、維他命E、鎂、鉀、磷、鈣、鐵、錳、銅、核黃素、類胡蘿蔔素、黃體素、葉黃素、葉綠素及纖維素等。

這個研究不只是針對一般水果中常見的維他命、礦物質及膳食纖維，也探討了像植物生合成化合物這一類的化合物（植物生合成化合物因為具有抗氧化的能力、預防癌症和其他疾病的能力，而引起科學界的興趣）。

以下介紹其研究方法與結果：

根據美國新鮮蔬果公會所認定的27種最受歡迎的水果，以Food Processor Plus營養分析程式所做的營養素電腦分析。每一種水果都分析了「29種營養素」，包括9種礦物質、10種維他命、蛋白質、碳水化合物、纖維、脂質及膽固醇等。

根據這些數據計算出2種營養密度：

一為每一百公克水果所佔每日營養建議攝取量的百分比值(Daily Value, DV/100g)。這個數值是以美國食品藥物管理局(FDA)所建議的每日營養建議攝取量為基礎。二為每單位營養素所含之熱量(Calories per Nutrient，CPN)。

經由這個實驗方法，奇異果的DV/100g值為16，而被認為是營養密度最高的水果，其次是比值為14的木瓜，比值為13的哈密瓜，比值為12的草莓，比值為11的芒果、檸檬及柳橙等，這27種美國人最常吃的水果營養排列順序為奇異果、木瓜、哈密瓜、草莓、芒果、檸檬、柳橙、紅醋栗、桔子、酪梨、橘子、葡萄柚、萊姆、杏子、覆盆子、香瓜、鳳梨、柿子、葡萄、李子、香蕉、西瓜、桃子、油桃、櫻桃、梨子、蘋果。此結果亦顯示蘋果的營養比值為最後一名，對於每日吃蘋果，不用找醫生的傳統營養觀念，實在令人大出意外。

水果因為含有大量維他命C而倍受人們重視，根據FDA的標準，除了西洋梨以外，所有的水果都可以稱得上是維他命C的良好來源。奇異果中維他命C含量的DV值為230%，超過柳橙的兩倍，被稱為維他命C的最佳來源，是足以提供人體一日所需維他命C建議量的水果之一（FDA的標準規定食物的DV值必須在20%以上，才可被稱為最佳來源，而DV值在10%以上，則稱為良好來源），由於維他命C可促進免疫功能，含有大量維他命C的奇異果也就更受到重視了。

酪梨是維他命E的最佳來源，奇異果和芒果則是良好來源，但酪梨和大部份含維他命E的食物一樣，也同時含有相當量的脂肪，奇異果卻只含少量的脂質及熱量，不致於發胖。

在水果當中並沒有鎂含量相當豐富的最佳來源，僅有奇異果、酪梨及香蕉是鎂的良好來源。

對於膳食纖維來說，覆盆子、紅醋栗、酪梨及柿子是最佳來源，奇異果則為良好來源，這個研究還發現奇異果中所含的纖維有三分之一是果膠，而果膠則被認為具有降低血中膽固醇濃度、預防心臟病的功能。

像大部份的水果一樣，奇異果中的蛋白質含量並不足以成為身體蛋白質的主要來源，然而奇異果中含有多種氨基酸，像麩氨酸及精氨酸，這兩種氨基酸可作為腦部神經傳導物質及促進生長激素分泌。此外精氨酸還有幫助傷口癒合及治療陽痿的作用。

除了維他命C及維他命E可作為抗氧化劑的益處外，研究結果也指出奇異果含有相當量的植物生合成化合物。這樣的發現使得該研究教授建議病人及一般民眾在多吃水果的同時，更應著重於水果種類的多樣化，特別是少為人知但卻營養豐富的水果，例如奇異果。

目前已知的植物生合成化合物已超過4000種，並持續增加中，這些由植物中發現的生理活性物質，因為具有抗氧化的能力，而引起醫藥界的興趣。抗氧化劑具有預防癌症及抑制慢性疾病的作用。而奇異果中主要的「植物生合成化合物」包括有類胡蘿蔔素（β胡蘿蔔素）、胡蘿蔔素、黃體素、葉黃素、葉綠素、酚類化合物及核黃素。黃體素可預防斑狀變性（會導致失明）、肺癌、前列腺癌及當作抗氧化劑。奇異果中的葉綠素使它呈綠色，而食物中的葉綠素被認為對肝臟致癌物質有抑制作用。

Rutgers大學的研究調查指出經由吸收氧基的能力測定來看，柳橙、紅葡萄及奇異果是水果中「抗氧化能力」最高的幾種，特別是維他命C、E及β胡蘿蔔素被認為具有預防自由基傷害的作用。而自由基則被認為會造成癌症及心臟病等疾病的發生。

至於具有「抗基因突變能力」的水果，則以香蕉、黑莓、櫻桃、鳳梨、西瓜及奇異果排名前六名，這是因為其中含有硫氫基所致。奇異果比綠葡萄、蕃茄、柳橙、哈密瓜及檸檬等水果，含有更高的麩胱氨酸，麩胱氨酸是一種細胞內的強硫氫化合物，也助於抗基因突變的發生。在另外一些研究中，還發現奇異果具有抑制老鼠黑細胞發生黑色瘤的能力。

奇異果汁也被發現具有「抗硝基化

作用」的能力，「硝基化作用」就是指食物中的硝酸鹽類形成亞硝酸自由基的過程，研究發現奇異果汁具有抑制受到亞硝酸自由基作用的實驗動物產生肝病變的作用，而在這個研究中維他命C也被認為是影響實驗結果的因素，此外，奇異果中尚有許多硝酸鹽類化合物尚未被發現。

雖然奇異果具有「促進排便功能」的特性，早已為人所知，但仍有許多相關的研究陸續被發表。研究指出奇異果可促進排便的特質，並非只是因為其含有大量纖維素，而是尚有一種至今仍未被確認的物質，可使腸內致癌物更快速的被排出，並預防代謝物堆積。

總之，奇異果不只比其他受歡迎的水果，能提供更高的營養價值，也含有大量具有預防疾病能力的植物性生理活性物質。建議病人於飲食中攝取，以達到預防疾病及維護健康的目的。

此份研究成果，也讓我們了解攝取「多樣化的水果」和多樣化的食物一樣重要，而奇異果不像其他水果只含部份的營養素，而是擁有完整的營養，可以與許多的食物相提並論。Rutgers大學的研究特別將奇異果稱為「營養活力的來源」以顯示其重要性，並建議醫界、營養專家、人們在飲食中加入低脂、無膽固醇、高營養的奇異果，以增進健康。

11. 仙草促進長高

夏天清涼可口的仙草冰、冬天的燒仙草，往往是大家的最愛，但吃了半天，或許您不知道它究竟是個什麼東西，它到底好在那裡？

仙草為唇形科植物，產於全省低海拔山麓，乃一年生的草本植物，莖直立或斜上，方形，帶紫褐色，葉對生，卵形或卵狀長橢圓形，粗鋸齒緣。其花頂生或腋生，淡暗紫色，輪繖花序，花萼鐘形，花冠筒狀唇形，雄蕊四枚，雌蕊一枚，柱頭二分叉。

客家人常說，吃涼的仙草，可以消暑、退火；吃燒仙草（仙草湯加熱後再加紅糖）可以清肺化痰、止咳及治療內傷。若用仙草湯來燉雞（烏骨雞最佳），可加強小孩的發育，讓小朋友長得高（台語說「轉骨」），孕婦則常用來安胎通便。

傳統醫學則認為仙草味甘性微寒，能作用於手太陰肺經及足少陰腎經（肺腎系統），具有清熱、涼血、解渴、滋潤、利尿及降壓之功效，對於消暑、高血壓、腎臟病、感冒、咳血、流鼻血、骨骼退化、皮膚搔癢、糖尿病、便秘及痛風等，有相當的助益。

現今坊間所售的仙草，若水色成黑墨色，那可能是假的（化學藥劑所製）。純正的仙草汁大都為赤褐色液體，其仙草凍略帶透明。純正的仙草會很快的結凍，不純的仙草即使變涼了，還不會完全結凍。讀者如果不放心，可到青草店或傳統市場購買乾的仙草，洗淨後加水煮開，二、三小時後將草取出，加些太白粉（需先以少量冷開水溶解）或甘藷粉後，再煮沸，就成了燒仙草；假如待冷卻結凍後，切小塊，再加糖及冰水冰塊，就變成清涼退火的仙草冰了。

12. 苦瓜利尿堅腎

古早以前的苦瓜，小小的像一根粗筆，又苦又黃，苦得讓你受不了，生津止渴、消炎退火力量強。後來農民用絲瓜砧木嫁接苦瓜芽，使得現在的苦瓜，顏色白而淡黃，且顆粒碩大，口味變成淡甘微苦，雖較好吃，但退火功用少了些，惟降血糖、利尿作用較強，很適合糖尿病患者來吃。

現在山上人家有一種小苦瓜，翠綠微黃，大伙兒叫它「山苦瓜」，偶而在傳統市場有商人在賣，且把它做成薄的山苦瓜片，用來泡苦瓜茶，喝起來較平地的大苦瓜茶「苦甘」，退火力道較有勁。

中醫認為苦瓜可以「補腎」的意思，其實是說苦瓜能利尿、生津及清火，對有腎臟慢性發炎、腎功能不全等毛病的人有助益，但並非指補腎壯陽。

13.香蕉益腦通便

香蕉營養豐富又益腦，但其本質傾向「澀」，容易引起腹脹，常常有胃脹氣的人，最好不要吃。另一方面，香蕉的「滯」，及其鉀的含量高，容易影響「筋」的收縮，所以常腰酸背痛的人，較不適合吃。例如，有一年香蕉滯銷，蕉農把成綑的香蕉拿去餵豬，結果大部分的豬隻變成了軟腳蝦，癱在那邊，幾乎全部報銷。但熟透的香蕉，對便秘的人有幫助。

14.啃甘蔗去痰

感冒傷風或身體衰弱的時候，往往最困擾的是老覺得喉中似有很多痰，可是不管怎麼吐、怎麼吃藥、怎樣檢查都清不出來，常讓人咳得上氣接不了下氣，真是令人煩惱不已。

這時候我們可以到菜市場買一包甘蔗，回家後用冷開水洗乾淨，再一口一口慢慢的啃甘蔗，記得要多咀嚼幾次，才可吐掉渣渣。只要多啃幾根，胸喉中的痰，就可以很容易的吐出來了。

給小朋友或老人家吃的話，可將甘蔗切成小丁塊，較易入口咀嚼。如果光喝甘蔗汁，那是沒有直接幫助的，因為啃甘蔗的時候，口中的唾液混合甘蔗汁，會產生一種驅痰氣的作用，且由於慢慢嚥下喉嚨，其滋潤的效果更好，別忘了喉嚨乾痛時也很好用。

記得不要直接喝甘蔗汁，一方面甘蔗榨汁後，若沒有馬上喝下肚，甘蔗中的營養，很容易就被空氣氧化，破壞了大部份；另一方面小販裝榨甘蔗的機器及裝甘蔗汁的容器，多半在半夜時容易被蟑螂及老鼠爬過吸過，可能不夠乾淨，除非賣甘蔗的小販在賣甘蔗汁之前，還特別「仔細」清洗乾淨，否則我們還是建議不要直接喝甘蔗汁，以免事後造成腸胃不舒服。

15. 橘子皮順氣化痰

橘子的「果肉很寒」，所以當您咳嗽時，一吃橘子就咳得更厲害。而橘子的「皮」是屬於「溫性」的，不僅有豐富的維生素，更充滿有機的揮發性辣油，可以順氣化痰、抑制病毒、治癒感冒。

因此，我們吃橘子時，每一瓣果肉應拌著一小片新鮮的橘皮吃（約一公分的正方形大小即可），這樣一來既營養又不會冷到，而影響身體內的系統。脆脆的橘皮拌著果肉吃，還蠻好吃的，不妨試試看，只是吃皮之前，要用天然洗蔬果的洗潔劑、鹽水及加醋的水各洗一遍，因為洗潔劑、鹽巴與醋各會中和沖洗不同的農藥，這樣一來才能放心吃皮。

16. 薑絲除腥去膽固醇

當我們在餐館或小吃店用餐時，很多菜的旁邊多會伴著薑絲，如生的海鮮盤、蛤蜊湯、鮮魚湯等，大家以為薑絲只是去腥或點綴漂亮而已。其實薑的「殺菌」作用，不輸蔥蒜，在吃海鮮食物時，如能一起吞下薑絲，較不易引起下痢等腸胃感染問題，所以我們去參加宴席時，不妨先向服務生要一小碟生薑絲，可預防食物中毒。

另外薑還含有較多的「油樹脂」，可以抑制人體對膽固醇的吸收，防止肝臟和血清膽固醇蓄積太多，所以愛吃豬舌、豬心或肝連（連在豬肝旁的豬肉）的人，記得要吃放在旁邊的薑絲，美味又健康。

17. 地瓜稀飯滑腸通便清膽固醇

冬天裡，台北人尤其喜歡到信義路與和平東路之間的復興南路二段吃稀飯，因為這裡集中很多家的地瓜稀飯餐館，各式各樣現炒的菜餚，和著地瓜稀飯多麼溫暖好吃。

地瓜是一種「鹼性食品」，可以中和我們體內所累積過多的「酸」，如吃太多的肉類、蛋類或疲勞引起的酸，使我們的身體保持酸鹼平衡。而它所含「高纖維素」，又可以滑腸通便。此外地瓜中的大量「膠原」及「粘液多醣類」物質，保持血管彈性與預防動脈血管硬化，可又可以加強多餘膽固醇的排泄作用，對說是一種既好吃又有用的蔬菜。

18.糯米類食品補虛造血

粽子、飯團、年糕、芝麻球、糯米粥……等糯米類製品，好吃營養又有飽食滿足感，是很多人喜歡的食品。中醫認為，糯米性味甘溫，能補益肺氣虛寒者（胸悶、氣不足、常感冒的人）、健脾造新血（加速更新老舊的紅血球）、去胃寒止虛瀉（肚子一受風寒就想上廁所，或平日就常常拉水水的溏便）。

糯米熱量高，容易發脹、增胖，不妨少量多餐，且在食後吃些能消脹去滯的食物，如蜜餞中的仙楂片、黃橄欖、陳皮梅，或是喝點酸梅湯，就不會有脹氣或過於肥胖了。

另外，糯米性熱黏滯，有濕疹、濃痰、胃火、肝火等熱病的人，就不適合吃，以免病情加重。

19.瓜子潤腸降壓

許多人下了班心情放鬆，在家裡看錄影帶、電視時，往往嘴饞，總是一邊嗑瓜子，一個接一個，過癮極了。但它的脂肪和蛋白質含量比米麵高很多，千萬不要過量，尤其邊吃邊喝飲料，吃後又坐著不動，更容易發脹、增胖。

黑色的西瓜子能滋潤腸道，幫助排便、補中氣、加強氣力，並可減少口臭的發生，且瓜子仁中有降血壓、緩解膀胱發炎的成分，不妨每天吃少量（約15克）的瓜子，既不致於過胖，又對身體有幫助。假如一下子吃過量了，記得一定要散步半小時，來平衡身體。

其實西瓜子乃是由一種特別的西瓜所生產，此種西瓜腹內「果肉很少」，幾乎裡頭全部是長滿了瓜子，不是我們一般常吃「肉多子少」的西瓜的子。

20. 玉米消水腫

玉米是一種很便宜又營養的食物，在市場上唾手可得，世界上有許多長壽地區的人們都以它為主食，究竟它有什麼媚力呢？

現代醫學認為，玉米含豐富的不飽和脂肪酸（如亞油酸）、卵磷脂和維生素E，對於有血液循環障礙的人，如動脈硬化、心肌梗塞、冠心病、膽固醇高的人特別有幫助。因此有胸悶、頸肩時常僵硬，或是心急的人，或喜歡吃炸物、吃肉多的人，應該常常吃它。

它也含有頗高的澱粉，能提供充足的熱量，對於需要勞動、工作量大的人可提供良好的精力。它又含許多的礦物質，如鎂可以幫助年輕人長得較高壯，及抗癌、增膽汁、排廢物；鈣能防骨質疏鬆、安定神經；谷氨酸有健腦作用，促進腦細胞呼吸，預防老人癡呆症……

等。玉米亦可使尿素、尿酸的排泄量增加，可預防高血壓及痛風的產生。

傳統醫學則認為，玉米性味甘平，能補脾胃、益中氣、消水腫，有加強免疫力、增進力氣及利尿的作用。

但玉米粒在胃腸中消化較慢，吃多時較容易發脹，尤其在吃烤玉米時，往往鹹辣等佐料加太多，胃腸弱的人或小朋友容易消化不良，應在口中咀嚼久些再吞下去，或者吃研磨極細的玉米湯，以免肚子難過。

另外，玉米鬚，為禾本科植物玉蜀黍Zea mays L.的花穗和柱頭，性味甘平，含有維生素K、谷固醇、葡萄糖、乳糖、植物固醇、玉蜀黍酸、檸檬酸、過氧化酶等成份，有利尿、滲濕、退腫、促進膽汁分泌、降血壓、增加血中凝血酶原及加速止血作用，中醫臨床上常用於肝炎、黃膽、膽結石、膽囊炎、水腫、尿蛋白過高、久瀉、腎性高血壓、血尿、血糖過高、濕熱等症。

所以常常結石、小便渾濁或尿中泡泡多、身上有浮腫的人，不妨跟賣玉米的人要（或購買）玉米鬚，煮水當茶喝，每次用一兩左右或手抓一把（約37.5克），加水四碗煎湯，煮開後再滾一下即可。若沒有新鮮的，可到中藥房買乾的玉米鬚，每次用五錢，加水三碗煎湯，有益健康。

21. 竹筍防便秘

竹筍含粗纖維、維生素B1、B2、C、胡蘿蔔素、鈣、鐵、磷、鎂、醣類、16種以上的氨基酸等，能幫助腸道蠕動，防止便秘與肥胖。中醫認為，竹筍甘微寒，能清熱、利水、益氣力，消渴病（糖尿病）、熱咳者食之有益。

竹筍剛採下不久就煮湯來吃，特別鮮嫩爽口，但竹筍性寒且含較多的粗纖維及草酸鈣，較容易引起脹氣，有結石、皮膚過敏、腹瀉、胃潰瘍、胃痛、胃出血、腎炎等的人應少吃。山上的筍農建議與小排骨或豬肉絲同煮，比較不會刮胃。

22. 花生營養美味

花生營養豐富，含脂肪、維生素A、B、C、E、K、鈣、高蛋白（其中的賴氨酸可抗衰老，提高兒童智力；谷氨酸和天門冬酸可促使腦細胞發育及增強記憶力）、兒茶素（抗老化），且有降血壓、降膽固醇作用。中醫認為花生能補虛、充乳汁、開脾胃、潤肺腸等，但花生美味爽口，常令人一個接一個吃個不停而過量，造成脹氣、過胖、燥熱等問題，尤其吃炒花生時，脂肪的攝取總是過量，應自我節制。

另外，煮花生湯時，為了好吃與口感，我們常把花生仁外面的棕紅色薄膜去掉，那實在很可惜，因為這層薄膜營養不輸花生仁（富含多種維生素B1、B2等），可防止眼睛模糊不清、神經炎、口角炎、腳氣病等，且能促進骨髓製造血小板的功能，縮短出血時間，對於常流鼻血、胃出血、齒齦滲血、血友病、痔血、血小板減少性紫癜、再生障礙性貧血的出血等症，都有很好的止血幫助。可用帶膜花生、紅棗各半，煮湯，當甜點吃。

23. 蘋果止瀉又助排便

現代營養分析，蘋果含維生素A、B、C、礦物質、脂肪、果膠、鞣酸、蘋果酸、酒石酸、枸櫞酸及纖維素等。

有的人說拉肚子要吃蘋果，有的人強調便秘時得吃蘋果，這究竟是怎麼回事呢？表面上看起來腹瀉和便秘是完全對立的，其實蘋果中的纖維素可使大便鬆軟，其有機酸也可刺激腸的蠕動，所以排便就通暢了；但蘋果中的果膠、細纖維能吸收部份的細菌及毒素，可制止輕度腹瀉。因此便秘的朋友吃蘋果時應空腹且連皮吃，可多吃下些纖維；而想要止瀉的人，則要削掉外皮，將蘋果搗成泥狀，連吃幾餐（不吃其他食物），就不會拉了。但注意蘋果只能用在單純的輕度腹瀉毛病，其他病症引起的嚴重腹瀉情況，就無能為力了。

有一陣子大家流行吃蘋果來減肥，許多愛漂亮的小姐們常常在午餐時，只吃一個蘋果來減重或增加重量，那是因為吃蘋果有飽足感，而且西方諺語說：「每日吃蘋果，不用找醫生。」可能不會妨礙健康。事實上，根據美國Rutgers大學在美國營養學會第38屆的年度會議的研究發表所言，蘋果每單位營養素所含之熱量（CPN）指數為32.8，比起香蕉的22.4，酪梨的20.9，奇異果的3.8，木瓜的2.8，顯然還高出許多，因此奉勸想要減肥的朋友，如果在正餐之外又多吃蘋果，那可是會發胖的喔！正確吃法應是早中餐吃豐富，晚餐只吃蘋果，而且不可以再吃其他東西。

大國大陸的衛生單位研究發現，一個人假如每天吃三個蘋果，血壓就會維持正常。這是因為蘋果中的鉀，能排出體內多餘的鈉，進而降低了血壓。所以有高血壓的人，不妨在每餐後吃一顆蘋果，或喝一杯新鮮蘋果汁，以保健康。

中醫則認為蘋果性質平和，味甘或酸，能使心情愉悅、止渴生津、增加力氣及強健脾胃，幫助消化。據《滇南本草》這本醫書的記載，假如將蘋果燉成膏，名為「玉容丹」，有很大的功效，如通五臟六腑、走十二經絡（暢通體內主要循環幹道）、潤營衛而通神明（滋潤調和氣血，醒腦開竅）、解瘟疫而止寒熱（解除忽冷忽熱的病毒感染症狀），值得一試。另外，「蘋果茶」可減輕頭痛、流鼻血、反胃、痰多（一個大蘋果洗淨連皮切薄片，加入六碗水，煮開後再煮三分鐘，當茶喝）。

24.荔枝補血潤膚

今年又是荔枝豐收的季節，市面上處處飄著濃郁的香味，令人食指大動。荔枝含豐富的維生素B、C、鐵、磷、鈣、有機酸及果膠成分，中醫認為能補脾益心（滋補虛弱的身體，活潑循環）、潤精髓（補充體內的津液不足）、養肝血（幫助肝血虛所引起的眩暈、失眠、多夢、目視模糊、抽筋、指甲枯槁、經血減少、閉經等問題）、益顏色（美容養顏），所以難怪楊貴妃那麼喜歡它，可是荔枝性熱助火，假如您有臉紅、顴骨泛紅、口乾舌燥、牙痛、牙齦流血、舌紅有裂紋、心煩熱、流鼻血、脹氣等，就不適合吃。

喜歡吃荔枝的人，不妨將荔枝泡在鹽水中一小時（不用去殼），撈起瀝乾後，再用塑膠袋包起來，放進冰箱裡冰一、二小時，就可去掉荔枝一大半的火性，大塊朵頤了。倘若食後再散步一下，讓荔枝裡頭補的能量均勻分散到身體各處，那就更美麗又滋補了。

25.荷葉綠豆粥消暑除煩

天氣漸漸熱了，許多人因工作忙碌、晚睡，常常覺得體熱頭昏，口乾舌燥，容易流鼻血，或者肝火旺，即便是猛灌冰飲料，情況依舊。不妨常吃清香美味的「荷葉綠豆粥」，它有清熱解毒、消暑除煩、生津止渴、止血怡神的作用。

另外像小朋友的痱子、婦女朋友的青春痘、經血過多、頻繁，都可以用它來改善。

煮法是用半量杯米，半量杯綠豆，十碗水，荷葉一、二張蓋在水上面，外鍋一量杯水，放入電鍋煮成粥。綠豆煮之前需先泡半小時，荷葉可在傳統市場買到，或到中藥房買乾品。家裡有小朋友的話，煮好後可加些冰糖，更容易吸引他們吃。

26.薏仁山藥粥去濕氣

每天上廁所時，總是水水的、軟趴趴的溏便；或身覺沉重、關節不靈活的人；或水胖多病體質的人；或沒有胃痛，但營養吸收力不佳；都提示體內潮濕，水的代謝遲緩，積蓄過多，脾胃功能不好。不妨用「薏仁山藥粥」來健脾胃、止瀉和去濕。二人份吃，用糙米及薏仁各1/4量杯（先浸冷水一小時），新鮮山藥半斤（如無新鮮的，可到中藥房購買乾品四兩），水七碗，煮成粥，好吃又健康。

27.小米粥對胃好

胃酸過多的人、慢性疾病患者、需要長期服藥的人或產後婦女，不妨常吃「小米粥」，因為它不僅可健脾、益胃，有保護胃氣預防藥性的刺激、抑制胃酸、避免消化性潰瘍的發生，又有良好的補血作用。小米粥可在北方麵食館吃到，常配合美味的蔥油餅、手抓餅或豬肉餅吃。讀者亦可到米店，買生小米回來煮，黃澄甘甜，好吃又營養。

28.優酪乳助消化

優酪乳中嗜酸性乳酸桿菌（Lactobacillus acidophilus）及比菲德氏菌（Bificdus），能抑制體內壞細菌，如沙門氏桿菌（引起傷寒）、大腸菌（引起食物中毒）、念珠菌（引起陰道炎，陰部癢腫，分泌物增多）等；亦可降低血液中膽固醇濃度，幫助合成維生素B群，提高免疫力，並可將焦烤炸食物、醃肉、發霉的豆類等容易致癌食品，代謝成無毒性物質。且對於便秘、腹瀉、十二指腸潰瘍、放屁太多、消化不良、口舌生瘡、喉嚨發炎等毛病，也有很好的作用，可說是一種良好的食品。

但特別注意市售優酪乳含糖份、脂肪、香料等較多，較容易發胖，最好吃原味的。什麼人都可以喝，但在熱湯熱飯後再吃較佳，千萬不要吃太冰的優酪乳，以免傷了胃氣。每天可喝二次，每次一百西西，惟便秘時可加量。怕直接喝優酪乳的人，可改吃錠劑或膠囊的有益菌製品，但是得注意其產品的新鮮度、保存期限，及每粒的含活菌量應在二十億以上為佳。

Health

4

四季健康要領

配合時令調理，健康百分百

◆春◆

1.寒與熱怎麼分別

小孩子感冒時，有時明明體內有高燒，但四肢卻冰冰冷冷，往往讓做媽媽的誤以為小朋友需要多加衣物及吃熱補，結果反而使病況惡化，這其實是「真熱假寒」的情況。

有一個簡單判別的方法：假如口渴、小便短又呈暗紅色、舌苔黃厚、脈搏跳得很很急快（每分鐘跳八十次以上，甚至於一百上下），這就是體內有熱，應用寒藥、涼性食物來退熱。倘若口不渴、小便清又多、舌苔薄白、脈搏跳得慢（每分鐘跳七十次以下，甚至只有五六十次），那就是體內受寒多，應用熱藥、熱性食物來祛寒。

2.怎樣幫助幼兒對抗流行性感冒？

這幾年來A型流行性感冒大流行，甚至已有幼兒致死案例，許多家長非常擔心自己的小孩，他們在我主持的幾個電台健康單元時，常會打電話進來著急地詢問，當幼兒感冒時，除了吃藥打針外，還有什麼辦法嗎？在此提供一些按摩及食療方法，讓做父母的安心。

通常幼兒最弱的地方是「上呼吸

道」，所以必須經常按摩幼兒的「上背心」，在兩個肩胛骨的中間部份，做父母的以五個手指尖垂直上下按摩，每日早中晚飯前，各按摩十分鐘以上，若直接按摩小孩肌膚，記得塗抹一些嬰兒油，以免破皮，也可隔著衣服搓熱背心。此舉可增強呼吸系統，這是因為背心有很多穴位，如肺俞穴、身柱穴、風門穴等，能有效地治療肺部、氣管的毛病。

其次多按摩肚臍周圍，手掌以順時鐘方向繞圓圈，早中晚飯後半小時，按摩幼兒肚臍十分鐘以上，假如能按摩到幼兒排氣放屁，效果最佳，表示肚子內所累積的髒氣體，已順利清出來，不致於引發脹氣、腸胃痙攣、細菌滋生等問題，此法也可確實幫助孩子的消化吸收能力，能吸取足夠的營養，對抗感冒病毒。

上呼吸道按摩穴道部位

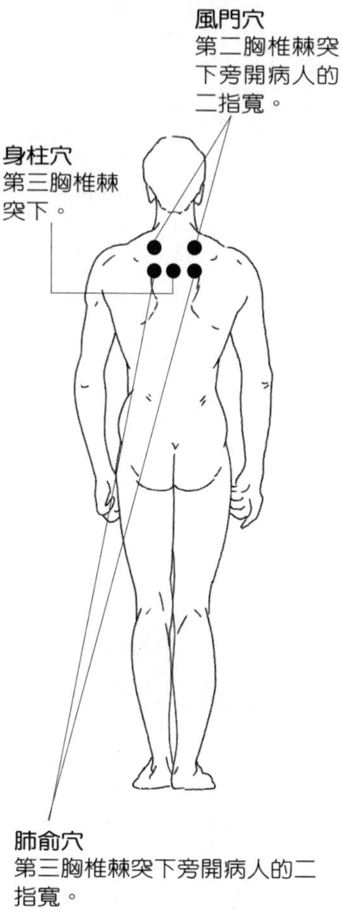
風門穴
第二胸椎棘突下旁開病人的二指寬。
身柱穴
第三胸椎棘突下。
肺俞穴
第三胸椎棘突下旁開病人的二指寬。

假如幼兒食入即吐，即使是開水或藥，也照吐不誤時，表示腸胃系統已受到病毒的干擾，此時我們可用大拇指尖，重壓幼兒的左右腳底中間部份三十秒再放開（腳底胃的反射區），再重覆壓放五次，並以拳頭下緣肥肉，輕輕敲打大小腿外側稜線（胃的經絡），由上往下拍打各五分鐘以上，左右腿都要拍打，過一會兒，小孩就可吃些清淡的東西了，而不會吐了。

腳底胃反射區

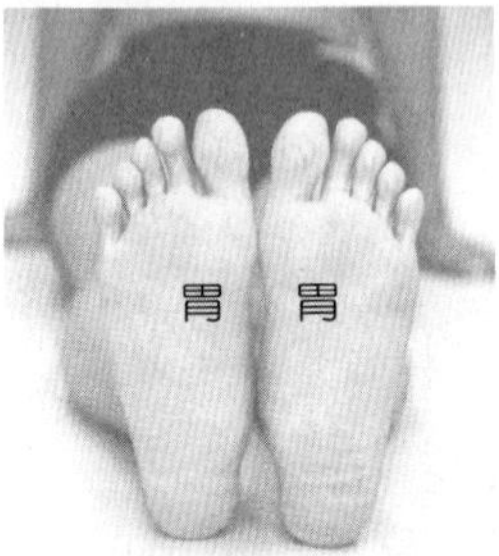

如果幼兒已有發燒現象，可多按摩後頸根周圍（這裡有大椎穴、定喘穴），及手肘外側肘橫紋的中點（曲池穴），並以酒精擦拭整個耳朵（耳朵有上百個穴位，反應全身的生理狀況），可緩解發燒的程度，進而能較快痊癒。惟特別注意手心、腳心是否發燙，言語混亂，表示已發燒到四十度左右，除繼續按摩外，宜迅速就醫。

胃的經絡

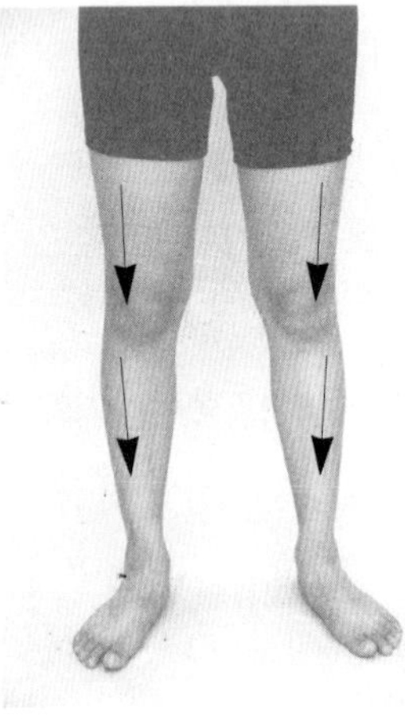

若是您的幼兒沒有感冒，每天仍可多按摩幾次，最少睡前要做一次，長期施行可減少很多生病的機會。

倘若必須帶幼兒出入公共場所（如至醫院看病拿藥），可給予小孩口裡含一點鹹梅粉，因為梅子有很強的抗菌殺菌作用，鹽有消炎、殺菌的作用，可減少病毒從口鼻侵入的機率。

另外在食療方面，可給小朋友吃些能加強氣管抵抗力的食物，如：

幼兒發燒按摩穴道部位

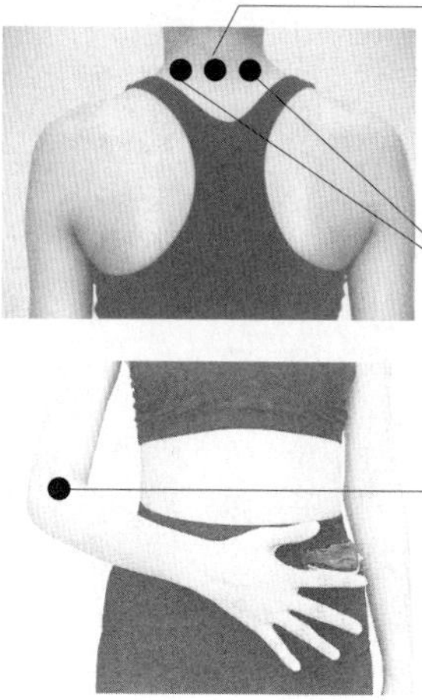
大椎穴
第七頸椎棘突下，約與肩等高。
定喘穴
大椎穴旁開半橫姆指寬處，左右各一。
曲池穴
肘橫紋與肘尖之間

・**蒸冰糖柳丁**：用三、四個柳丁，每個切成四片，中間放幾顆冰糖，全部放入便當盒，再加入一碗的冷水，再放到電鍋蒸熟，擠汁喝湯。冰糖柳丁甜甜的，很受小朋友喜歡，喝了後，咳嗽就會慢慢減少了。

・**蓮藕茶**：蓮藕十五公分一截，削皮切成薄片，以水六碗煮熟爛後，加些冰糖，攪拌後喝下。蓮藕能去咳、健脾、開胃、益血和補心。

・**熱梅茶**：每次用五個醃漬紫蘇梅（可到大超市購買），沖熱開水一大杯，攪拌五分鐘再喝。梅子有很強的抗菌殺菌及開胃作用。

・**杏仁茶**：可至超市買杏仁粉，每天早晚以熱開水沖一碗。杏仁能潤肺止咳。

- **甘蔗汁：**發燒時可喝點甘蔗汁，因為甘蔗能解熱、生津、潤燥、消痰和鎮咳。
- **白木耳百合蓮子湯：**可到中藥房購買白木耳、百合、蓮子各等量，先泡冷水十分鐘，再煮熟，再加冰糖。白木耳能益氣生津，是肺臟最佳的滋養藥。百合能潤肺止咳、安神、補腦、健胃及抗衰老等作用。蓮子能強健脾臟、免疫功能，使其吞噬細胞旺盛，消滅病毒。
- **陳皮梅：**至超市買包陳皮梅，每次飯後細嚼慢嚥一、二個。陳皮能消脹氣、健胃、化痰鎮咳及促進食慾。
- **黑豆梨：**小水梨兩個（大水梨一個）削皮去心，加十幾粒黑豆（可到超市購買）及一碗半的水，放入小碗公，置於電鍋中燉熟後喝湯吃梨，若不想吃梨只喝湯亦可。這樣的作法非常甘甜好喝，發燒、乾咳、怕吃藥的小朋友尤其愛喝。

總之，注意寶貝的穿著不要太悶，不要影響到排汗及散熱的順暢，若有出汗要勤換衣服，少讓小孩吃冰與炸的食物，多讓他喝溫開水，多幫您的心肝寶貝按摩全身的「關節」（因為關節周圍都是重要的穴位），就可減少感冒的發生。

3.早餐怎麼個衛生？

現代人漸漸知道早餐非常重要，不僅要吃早餐，還要細嚼慢嚥，而且要吃得豐富，吃得愉快，因為早餐供應了當天最重要的精力來源，沒有吃足早餐，會深深影響到工作、讀書的效率與反應。

最近流行生機飲食，很多人一早就喝蔬果汁，雖說可以從蔬果中直接吸收營養及清理體內廢物，但大家忽略了一個最重要的關鍵，那就是人的體內永遠喜歡溫暖的環境，身體溫暖，微循環才會正常，氧氣、營養及廢物等的運送才會順暢。所以吃早餐時，千萬不要先喝蔬果汁、冰咖啡、冰果汁、冰紅茶、綠豆沙、冰牛奶等等，短時間內您也許不覺得身體有什麼不舒服，事實上會讓您的身體日漸衰弱，這是為什麼呢？

吃早餐應該吃「熱食」，才能保護「胃氣」。中醫學說的胃氣，其實是廣義的，並不單純指「胃」這個器官而已，其中包含了脾胃的消化吸收能力、後天的免疫力、肌肉的功能等。因為，早晨的時候，夜間的陰氣未除，大地溫度尚未回昇，體內的肌肉、神經及血管都還呈現收縮的狀態，假如這時候您再吃喝冰冷的食物，必定使體內各個系統更加攣縮，血流更加不順，也許剛開始吃喝冰冷食物的時候，您不覺得胃腸有什麼不舒服，但日子一久或年齡漸長，您會發現怎麼吸收不到食物精華，好像老是吃不結實，或是大便老是稀稀的，或是皮膚越來越差，或是喉嚨老是隱隱有痰不清爽，時常感冒，小毛病不斷，這就是傷了胃氣，傷了身體的抵抗力。

因此早上第一個食物，應該是享用熱稀飯、熱燕麥片、熱羊乳、熱豆花、熱黑豆漿、熱豆漿、熱米漿、芝麻糊、山藥粥或廣東粥等這一類的熱食，然後再配著吃蔬菜、麵包、三明治、水果、點心等。在這裡我不建議喝牛奶，因為牛奶容易生痰、產生過敏，較不適合氣管、腸胃、皮膚差的人及潮濕氣候地區的人飲用。記住喔！絕大多數的中國人幾千年來沒有喝牛奶，也沒有缺鈣的現象，反倒是最大力倡導喝牛奶的美國，卻是全世界骨質疏鬆最厲害的國家，這是為什麼呢？很簡單，因為中國人的日常食物中充滿了鈣的營養，如髮菜、青菜豆腐湯、紅燒豆腐、豆漿、豆花、糙米、米漿、芝麻燒餅、玉米、核桃南棗糕、糖炒栗子、炒青花菜、炒芥藍菜、芝麻糊、蜂蜜、小魚、各種堅果仁、中藥補品（如藥燉排骨）等等，這些食物的鈣含量都不輸牛奶呢！

另外一點也是大家常常忽略的，許多早餐店一邊趕著做三明治、漢堡等食物，一邊急忙地接錢、找錢，根本沒有洗手的時候，這樣一來所有的客人，不知吃下了鈔票、銅板中多少萬個細菌。也許您會說，我每天吃也都沒怎樣，其實那是病還沒發作，或是您還年青，免疫力尚可應付，但只要您疲勞了或年紀變大了，難保不生病，而這個病可能就是您平常所吃下去的細菌或病毒所累積造成的。

在這裡我誠懇地呼籲早餐業者，不妨一個人專門負責收錢、找錢、打包送飲料及端收盤子的事務，不但人力運用更順暢，又乾淨衛生，客人看在眼中，生意會更好。如果一人身兼數職，實在騰不出人手，仍需注意手部的衛生，收錢後馬上洗一下手，再做三明治或漢堡，因為客人一旦感覺您的做法不衛生，或吃出問題，一定轉買別家。

此外，現代人飲食過於偏食，常有膽固醇過高的毛病，為了健康理由害怕吃到「蛋」，因此在購買三明治或漢堡時，時常要求不要夾蛋，所以早餐業者不妨多做一些「沒有蛋的三明治」或漢堡，讓急著上班且不願意吃蛋的人，可以迅速拿到早餐，這樣一來您的生意一定更好！

◆夏◆

1. 夏天怎樣戰痘？

每到夏天，年輕朋友最煩惱臉上有沒有冒出青春痘，常一照鏡子，即使發現只有一顆痘子，還是非常激動，非把它馬上除掉不可，否則怎麼見人，這小小一顆痘子可是影響了許多男女的心情咧。想要解決青春痘，得找出真正發生的原因，如：

一·**便祕引起**：平日好吃辣椒、餅乾、薯條、洋芋片、烤魷魚、爆米花、芝麻球、油條、麻辣火鍋等油炸辣味類食物，致使體內累積燥熱，影響排便的順暢，形成「下不通則瘀上」。應多吃奇異果、木瓜、蒟蒻、仙草、甘蔗汁等能幫助排便的食物。

二・**好吃肉類引起**：油性體質的人，皮脂分泌過於旺盛，又好吃肉類，如牛排、爌肉、炸排骨、炒肉等，等於加重皮膚代謝的負擔，這類人除了青春痘多外，通常還有很多的頭皮屑。應多吃菊花茶、黑豆漿、決明子茶、葡萄柚等，並常洗臉，來消脂解油。

三・**睡眠不夠引起**：晚睡、熬夜最容易引起所謂「虛火上昇、肝火旺」長痘子，因為十一點至凌晨三點為肝膽經絡循環時間，是身體休息、解毒及更新的時段；而凌晨三至五點則為肺經經絡循環時間，是呼吸系統與皮膚新陳代謝的主要時段，假如值夜班或晚睡，最好隔天能睡三十分鐘的午覺，並在晚上十點以前上床睡覺，以免讓你的肝膽、肺部超出負荷，影響皮膚。

四・**情緒緊張引起**：壓力大會造成新陳代謝紊亂、內分泌不協調而影響到皮膚。應每天至少散步半小時，常做深呼吸（吸時腹脹，吐時肚縮），放鬆身體。

五・**月經不調引起**：月經提前、延後或不來，都會造成荷爾蒙失衡，導致痘多。月事提前的人多半體熱，應多吃清涼滋潤食物，如白木耳百合甜湯、綠豆百合湯、愛玉湯、仙草等；延後或不來的人多半體寒，應多吃紅葡萄、桂圓茶、紅棗粥、桑椹汁、鱔魚湯、烏骨雞湯等，以補血暖身，促進血液循環，使月經正常，痘子就不來了。

六・細菌感染引起：許多朋友喜歡用手指去擠青春痘，常常愈擠愈嚴重，那是因為不管你手洗得再乾淨，手指上仍有許多看不見的細菌作怪，如座瘡棒狀桿菌，最好不要去擠它，對大顆的痘子，可在它的周圍按摩。

七・夏天貪涼吃冰引起：夏日天熱，各地便利商店又鋪滿了各式各樣的冰飲料，每天猛灌幾瓶的結果，反而使體內的系統及皮膚循環變差，因為氣血遇寒則瑟縮，痘子也就更不容易消掉了。

總而言之，夏日青春痘特別多，一方面表示體內內分泌失衡，一方面意味著氣溫燥熱，或體內火氣大，這是婦女朋友最煩惱的問題，只要一有青春痘，臉上就好像沒有光彩，因此生活作息要保持正常，早睡早起，每天多吃幾份綠色蔬菜與水果，加上早晚運動十分鐘，必可避免青春痘的發生。

2.出汗是好事兒？

天氣熱的時候，我們身體會自動地出汗來調節體溫，這是最自然不過了。然而現代人卻一點都禁不住「熱」，不斷追尋冷氣，不但房子裡有冷氣，車子裡有冷氣，去吃飯也要選擇有冷氣的餐館；另一方面呢，在家裡隨手開冰箱灌冰水、吃冰水果，出門在外則隨時隨地買冰飲料，結果呢？

汗出得不夠「透」，內熱一直被冷氣與冰飲料束縛在體內深層，人體自然「散熱除濕」的功能無法徹底宣泄，體內器官運轉機制逐漸失衡，人越來越煩躁，爆發更多的衝突；而體內的濕氣，可能產生更多的文明病，如鼻過敏、皮膚過敏、身體愈來愈沉重、兩膝無力、關節炎、消化不良、沒食慾、過胖等問題。

二千多年前的中醫典籍黃帝《內經》就已提出警告：「暑當與汗皆出，勿止。」這表示我們的祖先多麼有智慧，當我們處處在享用冷氣、冷飲的時候，不妨回想一下，自己的病是不是這樣造成的，沒有自然的發汗除濕，沒有人體「最大器官」——皮膚的新陳代謝，清除體內垃圾，身體哪會正常呢？甚至於我在懷疑，越來越多的癌症，是不是跟出汗不正常有關係呢？因此建議您少用點冷氣及不吃冷飲，讓身體出點汗，不僅環保、省錢又健康！

3.打開腋下解暑熱？

暑氣上升，假如不在冷氣房裡，大人小兒熱得哇哇叫，其實最方便的散熱方式是將「手臂平舉，用紙或扇子向腋下煽點風」，擦擦腋下的汗，讓腋下能透風散熱，就舒服多了。

因為腋窩正中為手少陰心經的起點，是心血匯集轉輸手臂、頭部及腹部之處（針灸心臟經絡行走路線），血多自然溫度高。加上我們總是得穿著衣服，且手臂垂下時間較多，不易散發溫度，因此腋下溫度多半偏高，這也是以前量体溫，多是找此處測量的緣故。喝冰涼的甜飲料，並不能解渴散熱，還不如喝水、展開腋下呢！

4.恒溫動物的食物

人不是冷血動物，體溫必須保持在攝氏37.5度，才能好好活下去。像體溫上升一、二度，人就開始有發燒等的症狀。倘若體溫降的太低，人的血壓、血液循環、新陳代謝等就開始遲緩呆滯，身體就逐漸不正常了。

所以同樣一杯水，同樣的化學結構「H_2O」，為什麼您在早上一起床時喝熱的與喝冷的，會有截然不同的結果呢？一大早喝冷開水、冰冷食物的早餐，可能您就會鼻子過敏、拉肚子、胃腸揪在一起、月經不順、講起話來有氣無力，無心於工作或讀書沒精神，這是因為冷會使您的血管收縮、腦筋凝滯、抵抗力減弱等。假如喝熱開水、吃熱食的話，您馬上會覺得喉嚨不會緊緊的，講話比較不會累，全身暖烘烘的，好舒服，整天的精神不錯，比較不會生病。

這也就是說，我們對於食物的選擇，除了營養以外，您還必須注意食物的寒熱屬性（陰陽），等您年齡越來越大，或者疲勞時，您會發覺這種影響變得超乎想像的大，往往吃一點點不對，身體馬上反應激烈。因而，即使是天氣炎熱，奉勸大家還是少吃冰喝涼，多吃熱食，以免後患無窮哦！

◆秋◆

1.中秋節的養生

中秋節到了免不了要送月餅、吃月餅，但基本上每個令人垂涎三尺的月餅，都是油脂多、糖含量多、熱量高，稍一吃多不是增加體重，就是消化不良，如發脹、腹痛、腹瀉、打嗝不止等。有的糕餅業者花樣翻新，裡頭的餡兒有水果、麻薯、堅果、冰淇淋等，但不管如何，總是含糖量高、油脂多、熱量高，停留在胃腸中的時間較久，較會造成消化系統的負擔，應少量分多次食用。

另外，秋節總有柚子上市，有豐富

的維生素，又可買一堆保存很久，隨時讓您吃個過癮。但柚子含有寡糖，在大腸中容易被細菌利用而發酵，且其性質較冷，會影響腸胃的蠕動，導致產生脹氣、放屁及腹瀉情形，因此也不可吃太多。

假如有脹氣或不消化的情形，不妨試一試下面的食療：

・**陳皮**：至便利商店或超市，買小罐陳皮乾，吃完月餅柚子後細嚼慢嚥幾片，吃到舒服為止。陳皮性溫，味辛、苦，能消脹氣、健胃、化痰鎮咳及促進食慾。

・**橄欖**：吃完月餅柚子後細嚼慢嚥兩個甘草橄欖（蜜餞）。橄欖，味酸甘微澀，性溫，能止渴生津，清喉嚨熱毒，加強肝、腸胃功能而止瀉、去除煩悶、消脹氣、解河豚、魚鱉、酒毒及喉嚨卡到魚骨頭。

・**蘿蔔乾**：蘿蔔，味辛甘，性平，能順氣、化痰、醒酒和消脹氣，常用於食積腹脹和咳嗽痰喘。

・**生蘿蔔汁**：一條生的白蘿蔔削皮切小塊，與一杯冷開水，放入果菜機中榨汁。每天午飯後吃，吃到沒有脹氣為止。

・**泡菜**：泡菜以醋當藥引，其散瘀血、下氣消食及止疼的作用，更增加消化的功能。

・**山楂**：吃完月餅柚子後吃幾片山楂蜜餞（可到超市購買）。山楂，味酸甘，性微溫，能消食積之脹氣、疝氣與血瘀。內含豐富的維生素C和鈣，另外它所含的三帖類及黃酮類成分，能加強心臟血流量、降低膽固醇、血壓、促進脂肪類食物的消化。

脹氣可按摩部位

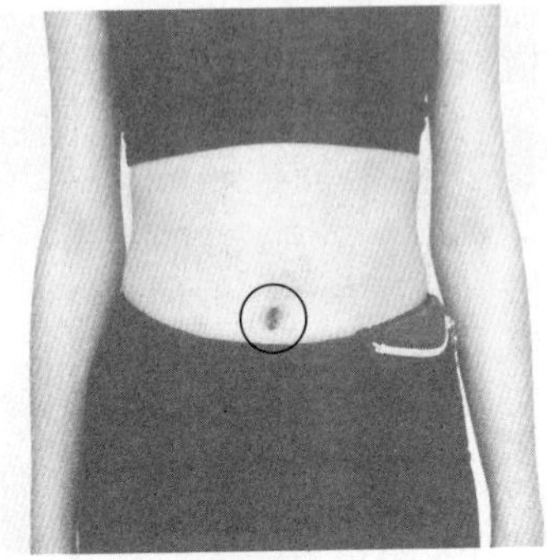

指壓肚臍周圍一公分處。

2.秋天的保養

天氣變涼了，如果不注意保暖，或者仍然常常喝著冰飲料，氣管的抵抗力一變弱，就容易得到呼吸系統的毛病，如感冒、咳嗽、鼻塞、流鼻水、氣喘及過敏等，這時候得趕緊用下列的食療、按摩方法，就可以迅速緩解各種不舒服的症狀。

首先，注意身體的保暖，如出門戴個帽子，圍個絲巾，因為頭和頸佔全身體溫流失的一半之多。現在天氣早晚涼，但中午仍有二十幾度高溫，在穿著上不妨內穿短袖，外加一件暖夾克，可隨氣溫穿脫，不致於感冒。晚上睡覺時，除了厚被子以外，不妨在肚臍周圍加一條小被子、絲巾或毛巾被，因為肚子一著涼，很容易就會腹瀉。

在自我按摩方面，可先將雙手搓熱，再將以下每個部位搓熱三至五分鐘，如虎口（合谷穴）、頸部尾端（大椎穴）、背心（肺俞穴）、手腕內側脈搏跳動處（太淵穴）、手肘關節（曲池穴）、後腦枕骨周圍（風池穴）、胸口（膻中穴），可加強呼吸系統的抵抗力，避免感冒。

秋天的保養按摩穴道部位

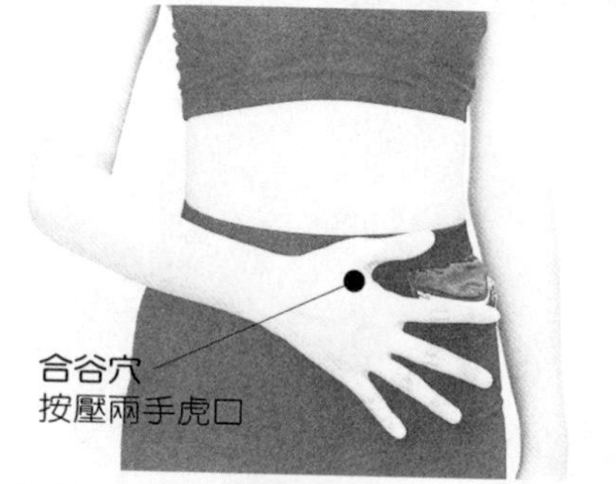

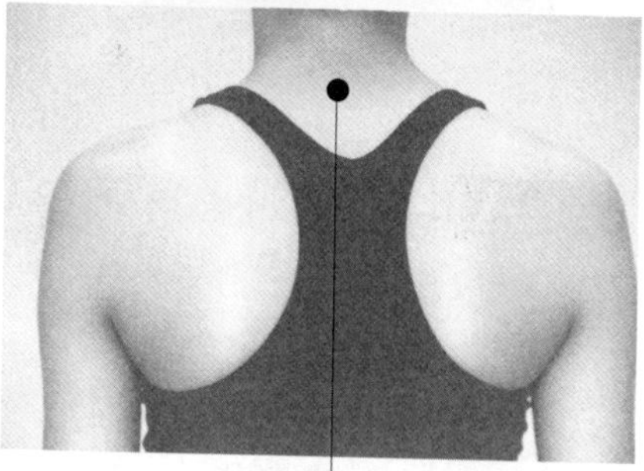
大椎穴：第七頸椎棘突下，約與肩等高。

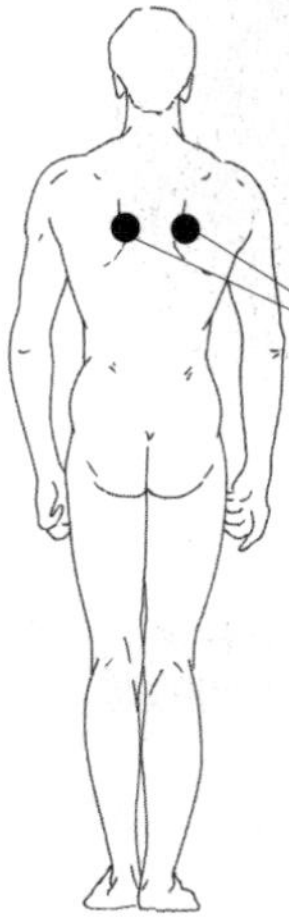
肺俞穴
第三胸椎棘突下旁開病人的二指寬。

秋天的保養按摩穴道部位

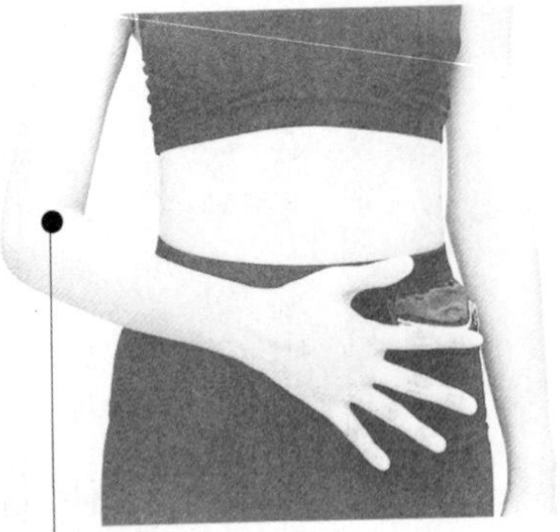

曲池穴
肘橫紋與肘尖之間

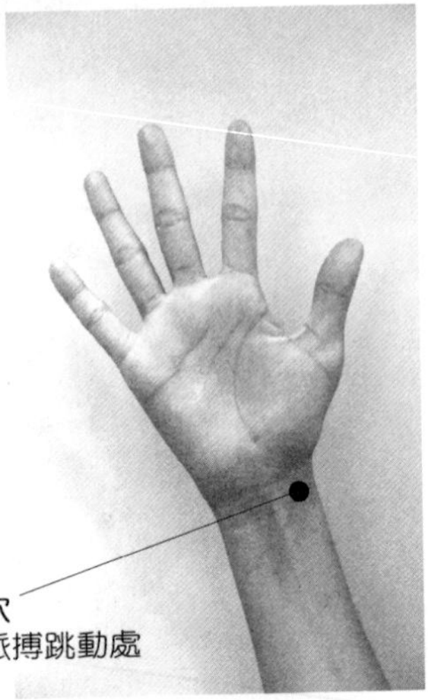

太淵穴
兩手脈搏跳動處

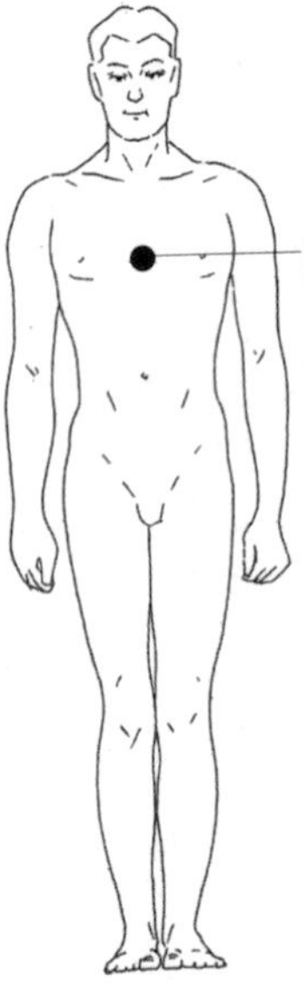

膻中穴
兩乳頭連線中點，平第四肋間隙。

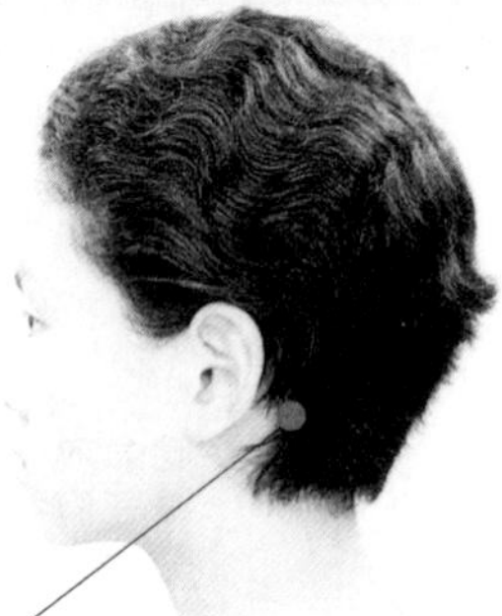

風池穴
耳垂後面與風府穴（後髮際正中點往上一姆指處）之間的大凹陷處。

在食療方面，可多吃以下食物，如：

・**桂圓粥或桂圓茶**：用龍眼乾一湯匙和一杯半的米，加水，煮成粥。或用龍眼乾五、六小片，沖熱開水喝。可補血、暖身、減少經痛和身上莫名其妙的瘀青、補腦增記憶及不會頻尿。記得吃後要多動腳踝或散步，以免火氣上升，造成流鼻血、牙痛或喉嚨痛。

・**紅棗粥**：體質較弱、營養不良、常常拉水水的便便，或失眠、更年期症的人，可用紅棗十來個，與一杯半米，加水煮成粥來吃，可補血、補氣、補腦及強化腸胃功能。

・**核桃粥**：秋冬時，老年人循環差，比較容易小便滴滴答答，尿不乾淨，腦袋不靈光，記憶變差，不妨用生核桃十幾片，加一杯半米，加水煮成粥來吃。

・**熱梅茶**：每次用五個醃漬紫蘇梅（可到大超市購買），沖熱開水一大杯喝。梅子可有效抑制細菌，防止病毒從口鼻侵入。如果要到公共場所，如醫院、電影院或百貨公司等病菌病毒較多地方，熱梅茶是一個很好的預防飲料。

・**蛋清藕茶**：蓮藕削皮切成薄片，加水煮熟爛後，加入生蛋白，再滾一下，再加些冰糖後喝湯。可修補腸胃潰瘍、喉嚨沙啞，增強氣管和令人心情愉快。

・**熱鹹檸檬茶**：用新鮮綠檸檬切一片薄片，放些鹽巴約一公克，再沖熱開水一杯，趁熱喝。檸檬經加熱後的特殊機轉，能減輕感冒症狀、體內瘀阻充血或疲勞狀態。

• **鵪鶉蛋**：每天吃三個鵪鶉蛋。鵪鶉蛋含有豐富的高蛋白及卵磷脂，對於營養不良、肺部虛弱及神經衰弱者，可防病健身。鵪鶉蛋可在大超市買到。

• **鹹橄欖**：常喉嚨乾痛或脹氣的人，每一餐飯後，細嚼慢嚥兩個乾的黃色蜜餞橄欖，能生津止渴，清喉嚨熱毒，消脹氣。

• **白木耳百合蓮子湯**：用少量的白木耳、百合、蓮子加水先泡十分鐘，經煮熟後，再加冰糖。因白木耳能益氣生津，是肺臟最佳的滋養藥。百合能潤肺止咳、安神、補腦、健胃及抗衰老等作用。蓮子能強健脾臟、免疫功能，使其吞噬細胞旺盛，消滅病毒。所以白木耳百合蓮子湯是一個老少咸宜的增強免疫力的可口甜點。

• **黑豆梨**：小水梨兩個（大水梨一個）削皮去心，加十幾粒黑豆（可到超市購買）及一碗半的水，放入小碗公，置於電鍋中燉熟後喝湯吃梨，適合乾咳、咳有血絲、半夜流鼻血及久咳的人喝。因黑豆，味甘，性平，能退熱、活血、利尿、解毒及明目。梨能滋潤肺及大腸。

3.風為百病之長

即使是大夏天，有風的日子，老人家總是對小孩子說：「把衣服塞進肚子裡，別吹到風了，會著涼的！」不要瞧不起這寶貴經驗，因為寒、濕、燥、熱諸邪，往往會依附於風，而侵犯人體，變成了我們常掛在嘴上的風寒、風濕、風熱等毛病，所以中醫說「風為百病之長」，西醫說病毒會隨環境而變化。現代人一個勁兒對著自己的身體直吹電扇和冷氣，可謂「慢性病」，慢慢生病也。

4.秋冬季節變換時的難纏咳嗽與鼻過敏

在秋冬季節變換時，由於外在的氣候溫差、濕度，及個人飲食生活習慣的不規律，如常喝冰飲料、炸的食物、晚睡，使得體內潮濕、氣血循環變弱、黏膜組織滋潤物不足、免疫力下降，很容易引發呼吸系統的病變，如咳嗽、鼻子過敏、連打噴嚏、流鼻水不止、鼻塞、頭昏腦脹等毛病。

解決之道：

- 早睡早起，晨起睡前做柔軟體操或簡易動功（如太極拳、易筋經）五至十分鐘，不僅可以鍛鍊出強健的筋骨，亦可清除體內的濕氣、寒氣或濕熱。絕對不要熬夜晚睡，那可是會將您的免疫力降低高達百分之三十的。
- 冰飲料會使氣管收縮刺激太過，痰明

顯增多，容易咳嗽，且影響脾胃功能，雖然不會肚子痛或腹瀉，但實際上消化能力變差了，你會吸收不到真正的營養，導致免疫力下降。

- 炸的食物會消耗體液，使得口腔、喉嚨等黏膜滋潤不足，引起咳嗽、流鼻血、喉嚨痛等毛病，因此應盡量不吃炸雞、薯條、香腸等食物。
- 如果你常喝冰飲料，不妨將飲料退冰半小時，或改喝常溫的白開水，最後再改成喝溫開水，有一個治癌專家說：「避免癌症的最佳方法，就是一年到頭都喝溫開水。」我們的身體必須消耗極大的能量，才能將喝下的冰飲料（攝氏五度），溫暖至正常體溫（攝氏三十六度半），如此一來整體的免疫力就跟著遽降了。
- 咳嗽時，我們可以握拳，以拳頭的上方敲打胸部的左上角及右上角，此乃肺部的頂端，輕輕拍打此處六十下，敲打中喉嚨會癢癢的，然後產生咳嗽，這即是清出髒東西來，記得左右兩邊都要敲，一日當中可多敲幾遍。尤其出外騎車或上下班時間回到屋內，更應馬上敲打，以清理肺中污染的空氣。
- 鼻過敏時，可以雙手同時按摩後腦袋五分鐘，喝熱的杏仁茶（可到便利商店購買，再加熱），或大步快走半小時，或洗澡時以較熱熱水沖後頸部數分鐘。

5.季節交換易發「異位性皮膚炎」

秋末初冬季節交替時，氣溫漸漸轉涼，且較為乾燥，假如又加上飲食的不注意與不節制，許多素有過敏體質的人，不免東抓抓西摳摳起來，有時癢得受不了，抓到皮破血流，甚至引起續發性細菌感染、蜂窩組織炎等，嚴重影響求學、工作及生活的品質。

素有家族性過敏體質遺傳的人，如果又常吃蛋類、芒果、牛奶、冰淇淋、有殼海鮮（蝦、螃蟹、蚵、蚌等）、竹筍、酒、咖啡、重口味餅乾薯片、烤的、炸的食物，加上氣溫變化較快，很容易出現全身性搔癢，像手肘內側、大腿內側、兩側臉頰、頸部、腋下、腰際等處奇癢無比，而且不斷重覆發生，使患者相當困擾與不適。尤其對小朋友而言，真是苦不堪言，全身紅腫熱痛，抓不勝抓，癢起來真會要全家人的命！做父母的眼巴巴看著自己的心肝寶貝，抓得皮膚面目全非，即使吃了藥好像效果也無法馬上顯現，真是傷透腦筋。

對付此難纏毛病，中醫常同時使用兩個方劑「葛根湯」及「小青龍湯」來治療，並建議多吃能清熱解毒的食品，如黑豆綠豆甘草甜湯（黑豆與綠豆各半，煮熟時再加二錢甘草滾一下，然後再加適量冰糖）、苦瓜湯、蓮藕湯、枸杞菊花茶、甘蔗、仙草等，且特別囑咐患者絕對避免吃上述易引起過敏的食物。

倘若癢得實在難熬，可將一把香菜

浸泡在米酒當中，再撈起來直接擦拭癢處，因為香菜與米酒都有揮發作用，可達到迅速止癢的功效。也可至中西藥房購買中藥軟膏「紫雲膏」，塗抹揉搓患部，此膏能止癢生肌，可恢復皮膚抓破的地方。

◆冬◆

1.天冷流鼻血

氣溫寒冷時，不論小朋友或成人流鼻血的現象蠻常見的。在門診中常看到憂心忡忡的父母帶著幼兒去看耳鼻喉科，因為一早醒過來時，發現幼兒的枕頭或床巾沾滿了血跡，這才知道自己的孩子昨天夜裡流了一灘鼻血，挺嚇人的。

其實，這種情形的流鼻血，多半是因為孩子本身素有過敏性鼻炎，平常可能常擤鼻涕或摳鼻孔，導致鼻腔黏膜乾燥而脆弱，一遇上天氣寒冷潮濕，幼兒的鼻中膈前端的密集的血管叢，就特別容易流鼻血了。但這種流鼻血屬於良性出血，雖然會反覆出現，但多半會自動停止流血，作父母的不必太驚慌。

而最常見的成人流鼻血原因，是當天氣寒冷時，血管收縮舒張不易，加上體質素來血壓偏高的話，若又喝酒應酬熬夜，就會使得鼻黏膜血管脆弱破裂，這種出血多半發生在下鼻甲後端，流速很快，常需費一番功夫止血，才止得住。當然成年人的流鼻血原因很多，尚有鼻中膈彎曲、胃腸燥熱、鼻炎、血管瘤、鼻咽癌及其他血液疾病引起的，這種流鼻血處理起來就有不同程度的治療方式。

但在家裡可先自我幫助：

- 少吃冰的飲料或食物，冰會使血管收縮太過，鼻子會塞的更厲害或猛然打噴嚏，已凝固的地方再度崩開。
- 少吃烤炸的食物，油多或乾巴巴的食品會使鼻黏膜的滋潤物質更加不足。
- 少摳鼻子，挖鼻子會使未完全長好的鼻黏膜血管壁破裂，使血管叢糜爛而反覆流血。
- 少用涼的油膏塗抹鼻腔，此類油膏多半含揮發性成份，也會使鼻腔暫時舒服，但其後鼻黏膜更乾，易裂。
- 在流鼻血時，先壓住鼻子中間兩側凹陷處，使破裂血管堵塞，形成血塊而止血，然後再用此類油精，如精風油、白花油、綠油精、萬金油等，塗抹一點點在鼻子外皮及後腦袋鼻子正對處，可迅速幫助止血。但要特別囑咐小朋友不要用手去揉搓鼻子眼睛，否則油精的成份會使眼睛過度刺激，而使小孩哭鬧不休。
- 平日可多吃蓮藕茶或蓮藕粉、糖地瓜，能去瘀生新，鞏固鼻膜。新鮮蓮藕幾截，削皮切成薄片，鍋中加水八分滿，煮成暗紅色，再加適量冰糖。或藕粉一碗，鍋中加水七分滿，先攪拌均勻再煮，煮成暗紅色，再加適量冰糖。糖地瓜，地瓜用紅糖水小火慢煮，公路上小攤販常販賣，呈金黃色，色香味俱全。

• 另外還可多吃白木耳百合甜湯、大四喜甜湯（白木耳、枸杞子、百合、紅棗）、仙草蜜、桑椹汁、葡萄汁等，這些都有滋潤修護作用，有益鼻腔血管組織。

2. 過年當心吃喝玩樂過頭

過年到了，除了慰勞自己一整年的辛苦外，親朋好友難得聚在一起，大家不免盡情地吃、喝、玩、樂，相互交融感情，真是人生一大美事。

然而，各式各樣的年糕、甜點、肉類、海鮮、火鍋、糖果、餅乾、燒烤食品及美酒等等，假如一下子吃得太過癮，往往造成脹氣、便秘、高血壓、脂肪或膽固醇過高等問題；至於打麻將，一打下去，沒完沒了，變成腰酸背痛、頭暈腦脹和兩眼發直；去看電影，碰到好片子，人山人海，排隊排得腰背發直；出去郊遊，常常一路塞到目的地，每個人像是捲縮的烤蝦，不是筋骨不順暢，就是憋尿憋得受不了。

這些「過年」最常見的不舒服，只需利用「噓、呵、呼、嘶、吹、嘻」這六個字的古代內功口訣，重複輕唸個五至十分鐘，就可讓您體內網路（經絡）暢通，不僅可消除疲勞，亦可將所有的不舒服症狀，降到最低程度。

舉例來說，脹氣時唸一唸，就會打嗝放屁；便秘時唸一唸，腸胃蠕動就順暢了；吃得太好時唸一唸，消化完全，肚子不會撐，也不會累積壞東西，不用擔心高血壓、脂肪或膽固醇過高；喝酒喝太多唸一唸，酒精濃度加速消散；打麻將時唸一唸，精神馬上來；排隊排太久腰酸背痛時唸一唸，再左右搖一搖臀部，既不會枯燥無味，又不至於腰重、兩腿酸軟；開車坐太久時，搖下一點車窗先透點新鮮空氣，再唸一唸，立即神清氣爽；憋尿憋太久時唸一唸，就不會那麼急了；看電視坐太久，臀部龍骨歪麻，吃零食太多，不斷唸一唸，就不會囤積脂肪，痴肥幾分了。

這六個字的內功口訣，俗稱「六字訣」，相傳起自莊子的養生道理，大伙兒不妨先吸一口氣，再重覆不停地唸，剛開始時，也許每個人都不習慣，而感到呼吸好像怪怪的，但久而久之，肚子內的內臟系統，會跟著聲音及呼氣，呈現規律的起起落落動作，越練會越舒服，所謂「有病治病，沒病強身」也。開始時，得先大聲唸出來，等到唸熟了，背會了，只要嘴型正確，感覺有運動到腹內各個器官，就可以只輕輕唸，而不用出聲音了。

朋友們，隨時隨地唸一唸，健康快樂又逍遙哦！

3.慢性病患年節怎麼吃

過年時大伙兒聚在一起，痛快之下，難免了吃得較多、較急，尤其像大魚大肉、火鍋、年糕、瓜子、甜食、花生、洋芋片、魷魚絲、餅干、炸的、烤的、酒類等高脂、高膽固醇或刺激性強的食物，使我們的身體比平常增加許多新的負擔，對於慢性病患者，如哮喘、心臟病、高血壓等，可能會有臨時不舒服的情形發生，由於過年就醫可能不是那麼方便，在此提供一些食療及自我按摩方法，可以減輕症狀，減少危險的發生。

• **心臟衰弱者**：宜多吃黑白木耳湯、蓮藕湯、苦瓜湯、嚼人參片（早餐含二片）、橄欖油炒菜、蜂蜜水、魚油（每餐一顆）、參鬚豬心湯、玫瑰花茶等，並按摩人中（水溝穴）、胸口（膻中穴）等部位。

心臟衰弱者按摩穴道部位

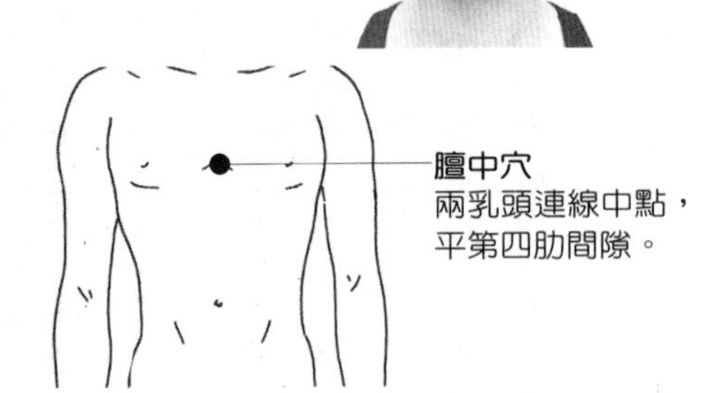
人中穴
鼻子與嘴唇間
之上1/3處
膻中穴
兩乳頭連線中點，
平第四肋間隙。

• **高血壓**：海帶湯、海蜇皮、櫻桃、山楂蜜餞、蘋果茶（連皮切成薄片加水煮）、荸薺湯、蜂蜜水、柿葉茶、桑葉茶、玉米湯等，並按摩腳底前三分之一的正中處（腳趾頭不算在內，湧泉穴）、後頸根部（大椎穴）等部位。

●**哮喘患者：**宜多吃杏仁茶、金針白果湯、豬肺薏米湯、鹹豆漿、枸杞茶、大蒜、米漿等食物，並多按摩後頸根（定喘穴）、胸口（膻中穴）、手腕內側量脈搏跳動處（太淵穴）等部位。

●**糖尿病患者：**綠豆湯、番石榴、山藥、蓮藕荸薺湯、蒟蒻、燕麥粥、四神湯、苦瓜湯、梨子、海參、冬瓜、牛蒡、玉米湯等，並按摩腳底中間部份（腳底肝胰反射區）等部位。

高血壓按摩穴道部位

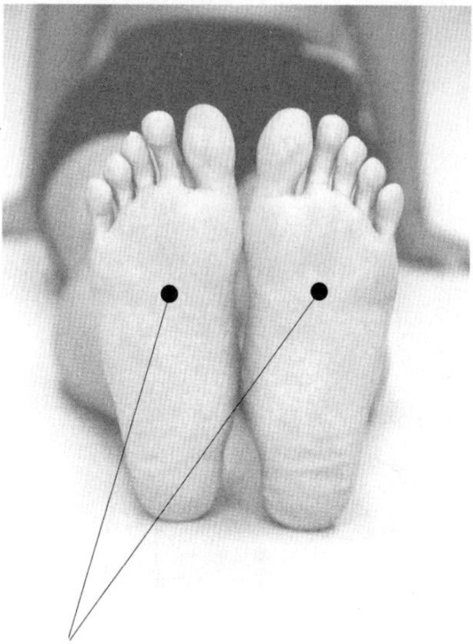

湧泉穴
足趾不算，在腳底正中線的上1/3與下2/3的交點。

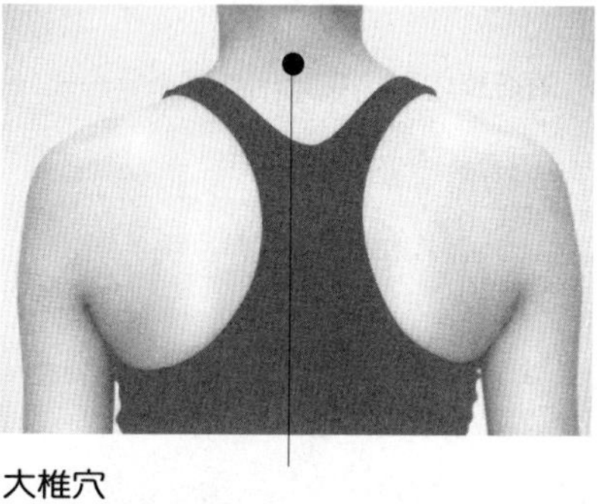

大椎穴
第七頸椎棘突下，約與肩等高。

• **皮膚病患者：**少吃煎蛋、竹筍、茄子、炒花生、芒果干、南瓜、荔枝罐頭、有殼海鮮（蝦、蟹、蚵等）、炸的、烤的食物，假如已經引起皮膚搔癢，趕緊用香菜沾米酒擦拭，並多吃紫蘇菜、黑豆漿、冬瓜湯、白蘿蔔湯等能利尿解毒的食物，並多按摩腳底肺部

哮喘患者按摩穴道部位

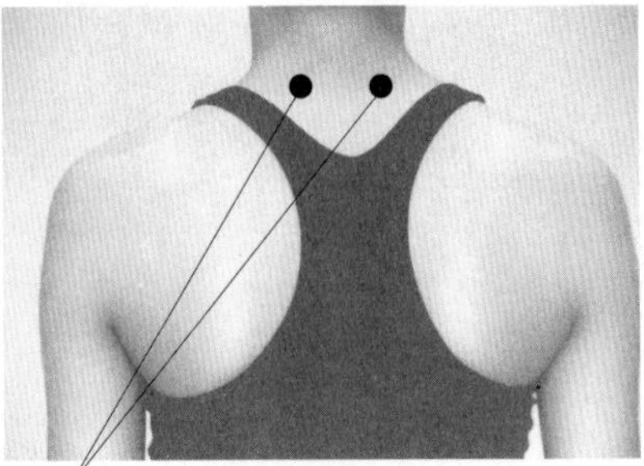

定喘穴
大椎穴旁開半橫姆指寬處，左右各一。

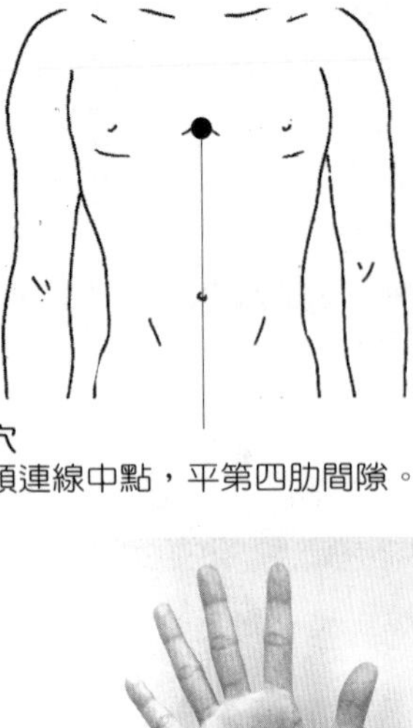

膻中穴
兩乳頭連線中點，平第四肋間隙。

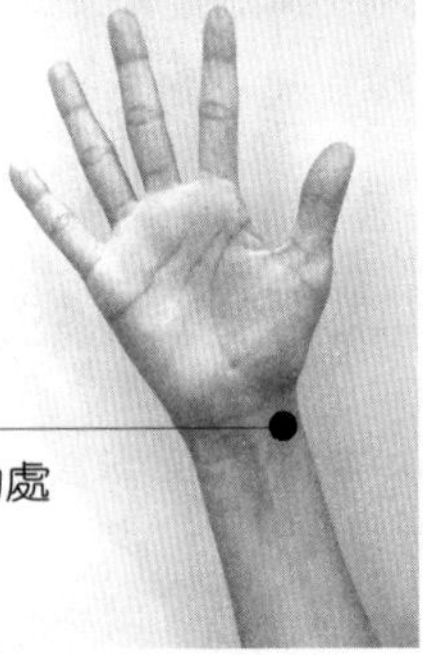

太淵穴
兩手脈搏跳動處

糖尿病患者按摩部位

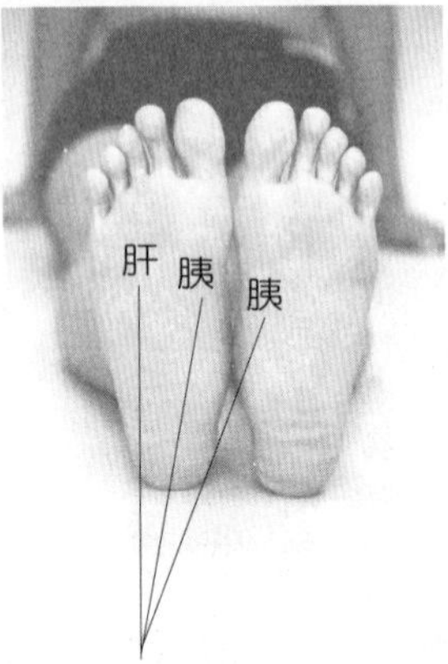

腳底肝胰反射區

反射區、大腿內側靠近膝蓋處（血海穴）、手肘外側（曲池穴）等部位。

●**痛風患者：**少喝啤酒、無鱗的魚（白帶魚、鯧魚等）、菠菜、香菇、內臟及高湯，多吃冬瓜湯、空心菜湯、櫻桃、白蘿蔔湯、蓮藕湯等，並多按摩腳底腎膀胱反射區、小腿內側邊緣「築賓穴」等。

●**胃腸潰瘍患者：**多吃藕粉、山藥、四神湯、薏仁湯等，並多按摩手掌胃腸反射區（大拇指正下方，手掌像魚肚子的肥肉中央地區）、腳底中下部份（腳底胃腸反射區）等。

●**水腫患者：**多吃鱸魚湯、鯽魚湯、鯉魚湯、冬瓜湯、苦瓜湯、薏仁湯、海帶湯等，並多按摩腳底中下部份（腎膀胱反射區）、小腿內側邊緣（復溜穴）等部位。

總之，過年時應多準備些「海帶芽湯」，因為它含有蛋白質、葉綠素、有機

皮膚病按摩穴道部位

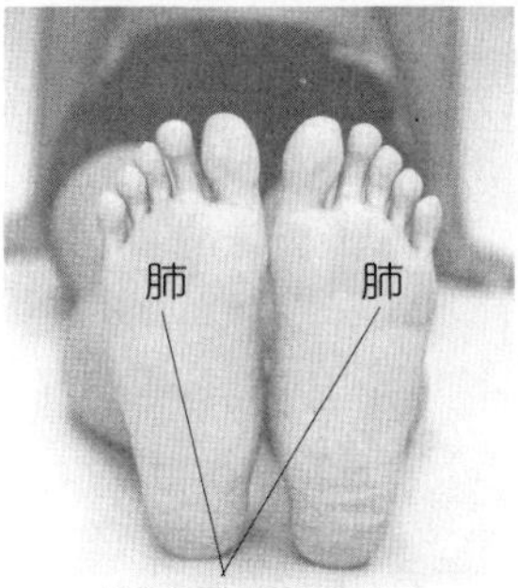

腳底肺部反射區

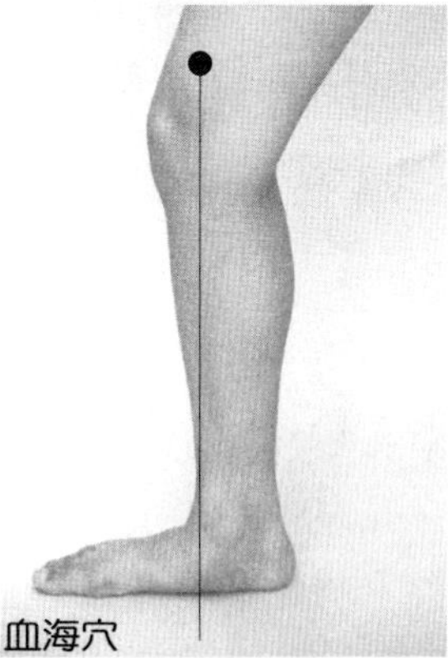
血海穴
屈膝，髕骨內上緣上方三橫指寬處，股四頭肌內側頭的隆起處。

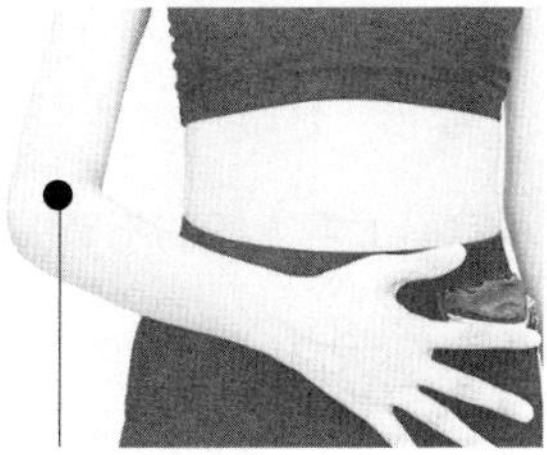
曲池穴
肘橫紋與肘尖之間

物、維生素A、B、C、D、醣類及碘、鈣、鐵、鈷、砷等礦物質，有化痰、散結、消腫和利尿的功效，對於因吃得太豐富所引起的膽固醇過高、高血

胃腸潰瘍患者按摩穴位圖

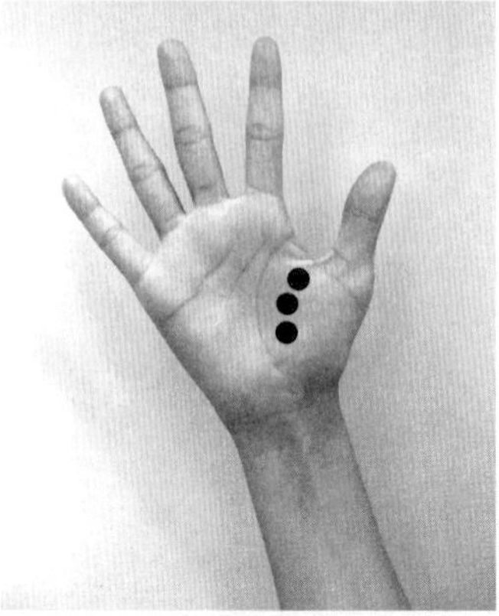
手掌胃腸反射區

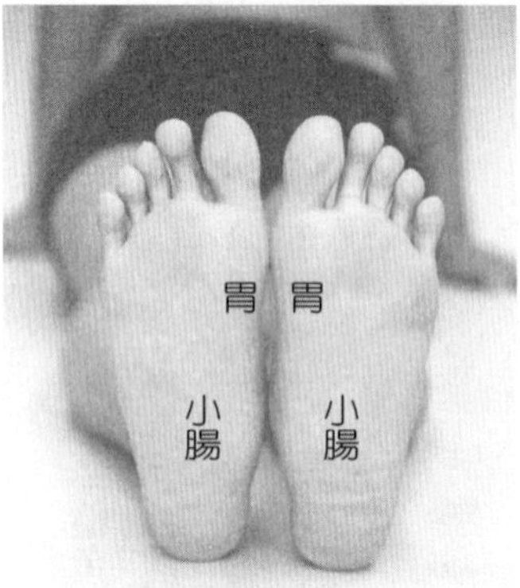

腳底胃腸反射區

痛風患者按摩穴位圖

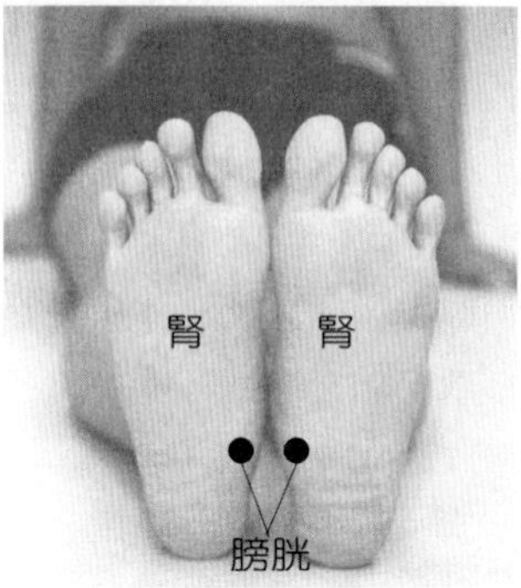

腳底腎、膀胱反射區

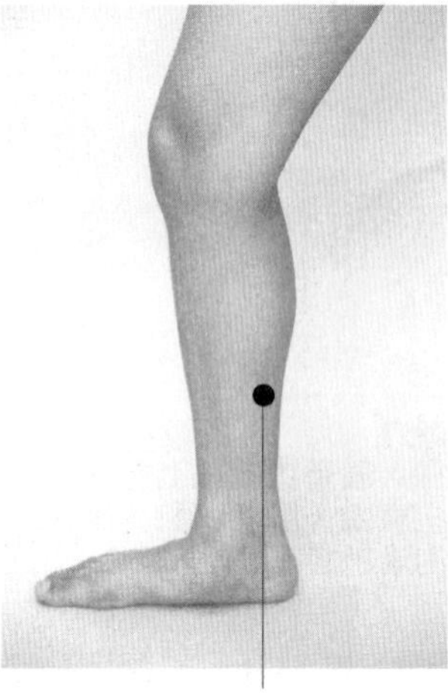
築賓穴
由太溪穴直上病人的七指寬處。

壓、高脂肪症、頸部淋巴結腫、水腫及慢性氣管炎等毛病，海帶都有很好的制衡作用，年節不妨多吃它，以保健康！

水腫患者按摩穴位圖

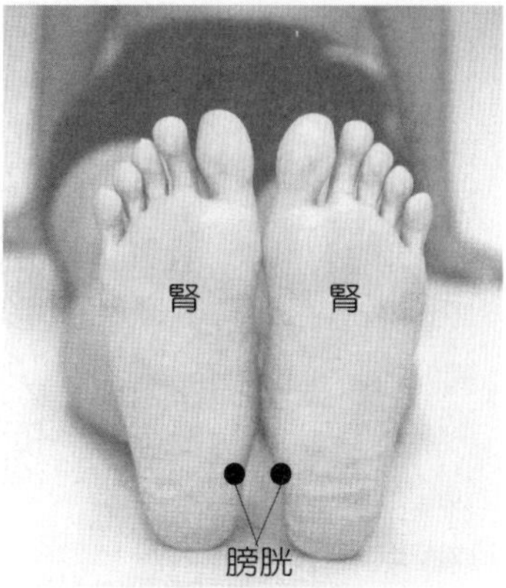

腳底腎膀胱反射區

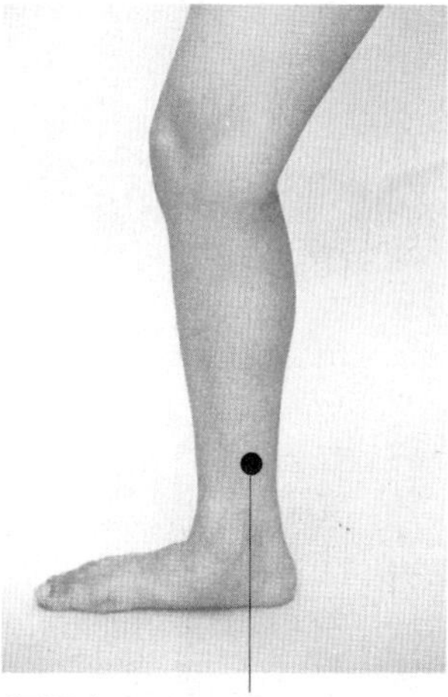

復溜穴
由太溪穴直上病人的三指寬處。

4. 中午洗頭

手腳冰冷且容易頭痛或頸肩酸痛的人，最佳的洗頭洗澡時間是午時（上午十一點至下午一點），因為午時期間日正當中，陽氣充足，大地溫度最高，這時洗頭較不易受到風寒感冒。傍晚我們的身體循環變得比白天遲緩，加上天冷，若又在半夜洗頭，頭痛就永遠跟著你了。

即使是夏天，記得洗完仍要趕快吹

乾、擦乾，千萬不要任由風吹乾，或甚至用「冷水」洗頭洗澡，或用「電風扇」吹乾頭髮，也不要洗完後馬上喝「冰飲料」，因為風寒濕一旦侵入皮膚，就會使你開始覺得麻痹；侵入體內血脈，就會使血液運行更加遲滯；假如凝澀在足部，下肢就會冰冷；倘若積在腰部，就會腰冷、腰重；長期下來可能就變成了偏頭痛、劇烈頭痛、風濕、嘴巴歪掉（顏面神經麻痹）、肩痛手不能抬高、腰痛等頑疾，反覆發作，纏年累月，不勝困擾。戒之！

5.頭涼爽較好睡

若要失眠的人，睡得著，少做惡夢，以中醫觀點則「頭要涼，腳要暖」才能睡的舒服。因為「頭為諸陽之會」，意思是說人身的陽氣（能量）常會往上匯集在頭項部周圍，以利腦部指揮全身運作，所以頭部的溫度較高，像冬天裡頭部是最耐寒的器官，像西方科學家也證實體溫散發最快的地方在頭部及頸部（兩者佔全身的50%）。

另一方面，我們的腳底、腳背是全身的反射區，假如足部受寒，內部器官自然緊縮難過，怎麼會睡得好呢？因而，從古到今有玉枕、陶瓷枕、茶葉枕、綠豆枕、藤枕、竹枕等，都是為了讓頭部散熱迅速良好，並能適合頸椎的承受力，而被子要蓋到腳底，就是要暖和雙腳，才會睡的好。

因此，奉勸諸位朋友，睡覺的枕頭

少用散熱不良的材質，枕頭也不可過高，要適合頸椎的高度與弧度，再蓋好棉被，才會有個好夢到天亮。

6. 腳踩抹地

擦地板時，大多數的婦女朋友都是用拖把擦拭，或直接蹲著、跪地用手抓著抹布擦洗，但往往容易腰酸背痛。不妨雙手插腰，以單腳踩著抹布來擦地板，其著力點在腳底或用腳尖帶動抹布，左右腳可交換擦，熟練時還可像溜冰一樣，大步滑動擦拭，寓工作於樂。此法優點是可讓較少運動的雙腳，徹底動起來，讓腳的末梢循環變好，也不用一直彎腰造成腰痛。另一方面又可刺激腦部，不至於老年癡呆，因為腳大趾即是整個頭部的反射區。

7. 沒生病並非表示你就健康

繁忙的社會，人人忙於應酬，無暇去想到自己的身體，把身體當機器一樣對待，當病痛來臨時，才想「依賴」醫師、醫院。人們總是忽略和忘記自己的疾病都是「累積」造成的，人們不知道他們身體需要的正確飲食、運動，怎樣去避開電視、網路、冰品、油炸、辛辣及垃圾食物，怎麼改掉晚睡熬夜的壞習慣；也不知道如何去放開心胸，多去關懷那些真正需要被幫助的人，每天仍然斤斤計較與生氣，等到頭痛、腰酸背痛、憂鬱症、癌症等各種病病痛痛找上門時，才來自怨自哀，或一股兒怪罪別人，那又有何意義呢？

一位法國好友雷太太說：「今日的生活需要更深邃的洞察力。」我們得記住基礎生理學，包括了心理與情緒功能。根據中國古老的文化，人類與宇宙（季節、氣候、地球和太空）均有關係，而且是互動的關係，即使人類心靈的進化也是互有關係的。能量連結了體內與體外的氣，氣的經絡與我們的意識相聯繫，我們的身體反應了我們所吃的食物，及我們的情緒。「沒生病並非表示你的身體健康」，健康是指精力充沛的平衡，能影響、增進我們的身心、能力及精神。

當病毒抗藥性越來越頑強，抗生素、類固醇等現代藥物逐漸力不從心的時候，外國的病患紛紛要求西醫改採其他替代療法，加上愈來愈多的保險公司願意給付針灸治療的部份費用，針灸療法在世界上已日漸普遍。美國醫學針灸學會表示：「全美已有四千名執業的西醫師接受過針灸訓練，其中一個重要的因素，是醫師因應病患人口分布狀態日益多元化，以及正統西醫無法診斷並治療各種病症的趨勢。」這等於明白表示，我們得再學習基本的大自然法則及傳統醫學療法，使我們與「他人」和「環境」達到協調的境界，才能得到身心真正的健康與安寧。

Health

5

意外後調養

健康重建是首要之務

1.上班族地震須知

一九九九年九月二十一日凌晨一點四十七分臺灣發生了7.2級的大地震，範圍波及了全台，但以中部縣市災情最為慘重。由於台灣處在地震帶上，地震頻率高，在此提供正確的自保措施：

- 開始地震時，不要馬上跑到街上，應躲在堅固的東西下如床底下、餐桌下或門框下，避免在行進中被倒塌的東西壓傷、擊傷。
- 勿靠近任何有玻璃品的傢俱或窗戶，因為玻璃很容易就震碎傷人。
- 如在室外，不要靠近任何高的東西，如樹木、電線桿等。假如在空地上，應坐下來或躺下來，避免被晃倒，跌傷頭腰。
- 如需睡在空地上，應特別注意頸部、肚臍周圍的保暖，可用絲巾或小毛巾蓋住，以免著涼。
- 如正在開車，應馬上停車，將身體伏下低於坐椅，以免被落物擊中。
- 立即熄掉香煙，關緊水、電、瓦斯等總開關。
- 千萬不要躲在地下通道、隧道或地窖等，以免碎石瓦礫塌陷堵塞。
- 不要接近有龜裂的建築物。
- 平日就應準備「應急物品包」：礦泉水、濕巾、哨子、手電筒、創傷藥（如紫雲膏）、藥棉、打火機（或防水火柴）、乾糧、蠟燭、多用途小刀、細尼龍繩、睡袋（或太空毯）、指南針等。

•如已發生倒塌，被困在建築物下，應鎮靜調勻呼吸，吸氣吐氣越慢越不會消耗掉洞中的氧氣，並不斷發出聲音求救，如丟小石頭、敲鐵製品、吹哨子（可用最小的力氣，發出最有效的高頻求救聲，可使救援狗聽到）等。

•如有昏迷不醒的親朋好友，先把他放置成「復原臥式」，左臉貼地，側臥，左手左腿伸直，右臂彎曲，手掌向下，右腿彎曲，能讓呼吸較為順暢。並趕緊掐人中（水溝穴，鼻子與嘴唇中間）、鼻尖（素髎穴）、第二個腳趾頭底下橫紋中點（獨陰穴）、虎口（合谷穴），可幫助強心，吸收氧氣，恢復心肺功能及增加抵抗力。

昏迷時的按摩穴道部位

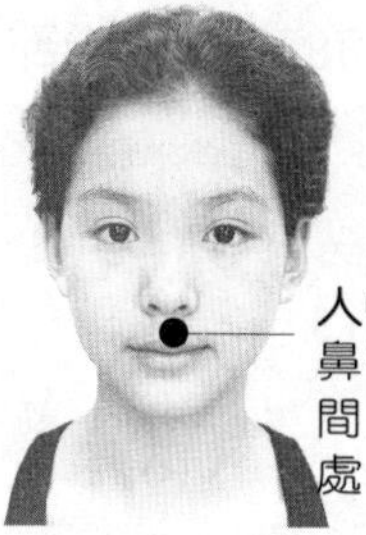

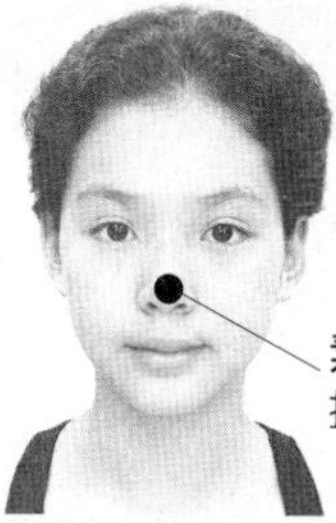

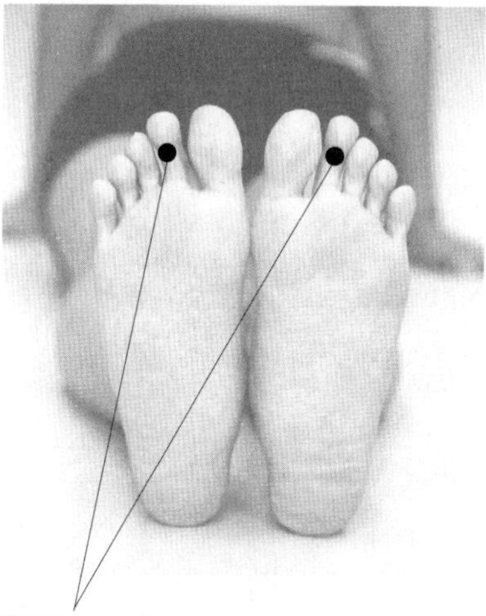

昏迷時的按摩穴道部位

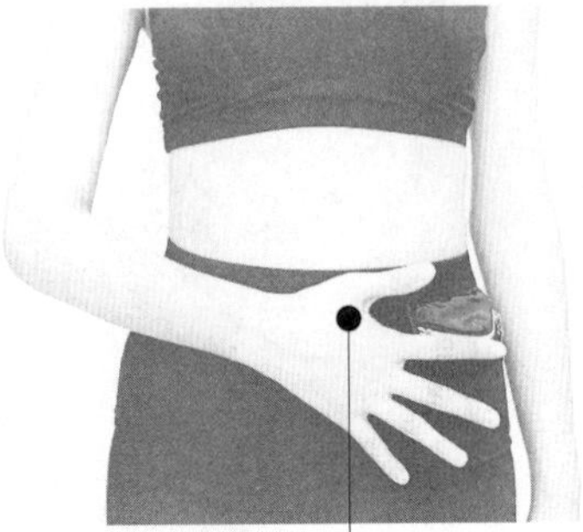

合谷穴：按壓兩手虎口

- 如有紅腫疼痛，應先冰敷，第二天再熱敷。如無冰塊，可先塗抹清涼的油，像萬金油、白花油等，來消炎退腫。如無熱敷工具，可將雙掌搓熱，敷蓋在腫的部位三十分鐘，同時慢慢的深呼、深吸，以身體本身具有的熱能（遠紅外線），來消炎退腫。如已破皮，可將手掌貼在傷口周圍，可助該區微循環及加速復原。

2. 地震後遺症的食療與中藥調養

大地震後災民的「內傷」，不管是心理的創傷或真正的內傷，可能遠比身體皮肉筋骨的受傷更難恢復，也更需要時間。而由於水電瓦斯供應不正常，造成生活飲食習慣大大改變，導致更多的身心問題。

由於災區可能短缺醫師、藥品的服務，故以下提供些較簡便有效的按摩、食療方法及安全的科學中藥方劑，俾能立即舒緩大家的病痛。

◎地震後遺症

- 震後頭部撞傷，或時常感到頭痛、暈

眩、沉重等，建議按摩後頸側大凹處（風池穴）、虎口（合谷穴）、腳趾頭，另可喝檸檬熱茶（茶中加一片新鮮檸檬，以熱水沖泡）、蔥花稀飯、蘋果茶（蘋果連皮切片加水煮），或服複方科學中藥「柴胡桂枝湯」，來鎮定止眩。

- 震後摯愛的親友過逝或一生的努力化為烏有，導致精神抑鬱、恍惚，建議按摩右脅下（期門穴）、內側腕橫紋中點往上病人三指寬處（內關穴）、手掌中心（勞宮穴），另多吃些菊花茶、蓮藕湯、玫瑰花茶、金針湯，或服複方科學中藥「加味逍遙散」，來清心解鬱。
- 震後多夢、耳鳴、睡不安穩，好像睡比不睡還累，這是因為壓力過大，導致大腦皮層功能不穩，建議按摩後頸側大凹處（風池穴）、虎口、腳大趾頭、腳底上三分之一正中處（腳趾頭不算在

頭部撞傷按摩穴道部位

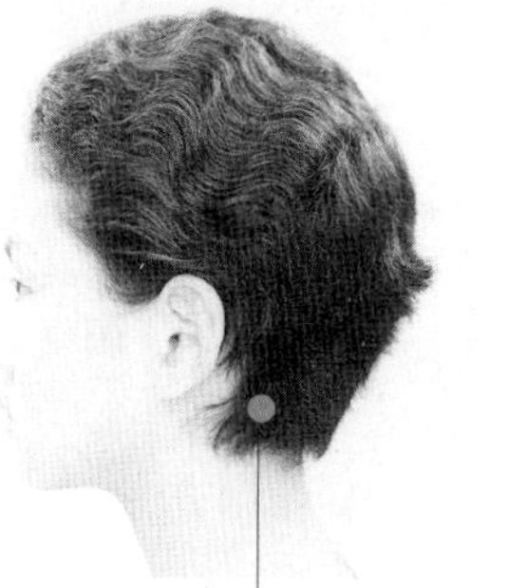

風池穴
耳垂後面與風府穴（後髮際正中點往上一姆指處）之間的大凹陷處。

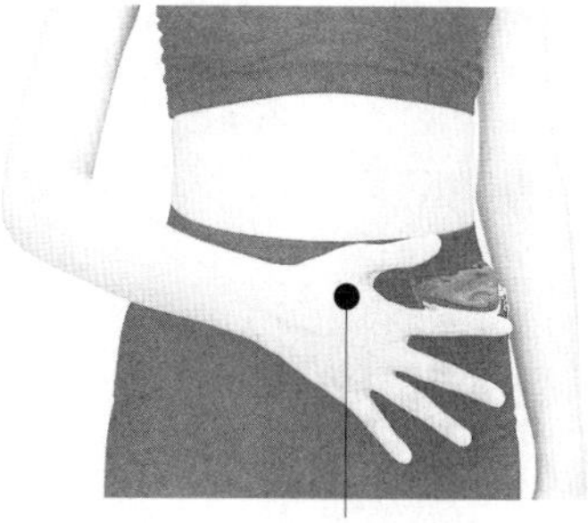

合谷穴：按壓兩手虎口

（內，湧泉穴），另多吃些白木耳蓮子湯、生核桃，或服複方科學中藥「柴胡龍骨牡蠣湯」，來穩定大腦指揮中心。

● 震後驚嚇過度，無法正確言語，一整天手足無措，來回跺步，心臟無力，胸悶氣氣不夠，可按壓鼻尖（素髎穴）、人中（水溝穴）、後頸根部正中直上病人的半個手指處（啞門穴），另在早餐吃些生的堅果（松子、核桃、夏威夷豆、葵瓜

精神抑鬱按摩穴道部位

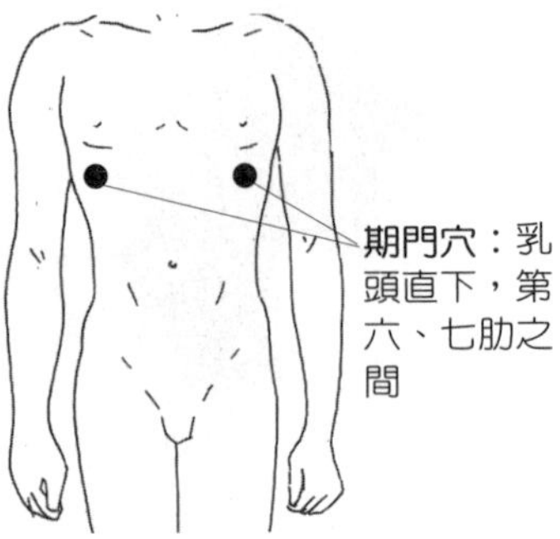
期門穴：乳頭直下，第六、七肋之間

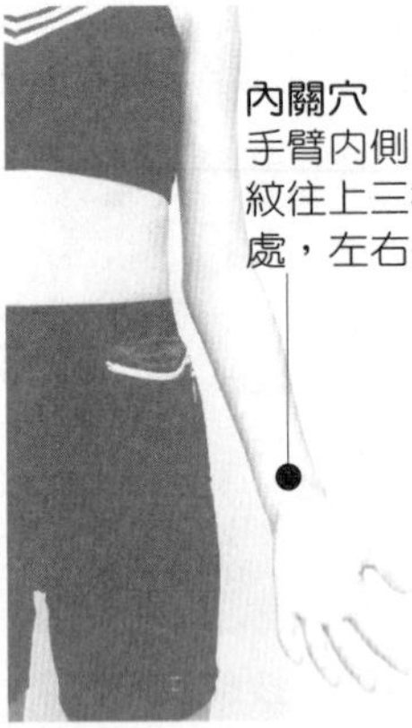
內關穴
手臂內側，腕橫紋往上三橫指寬處，左右各一。

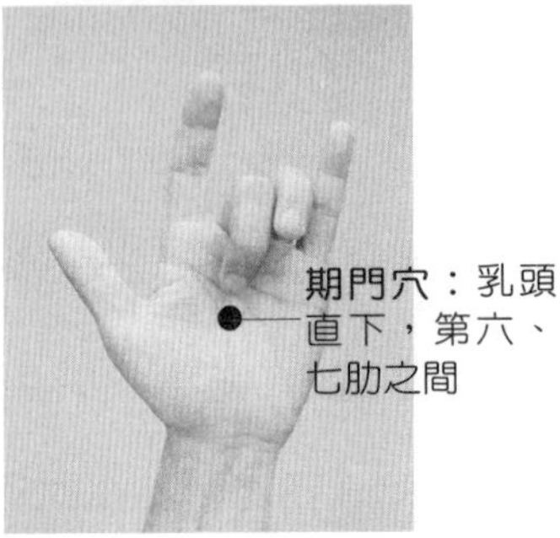
期門穴：乳頭直下，第六、七肋之間

震後睡不安穩按摩穴道部位

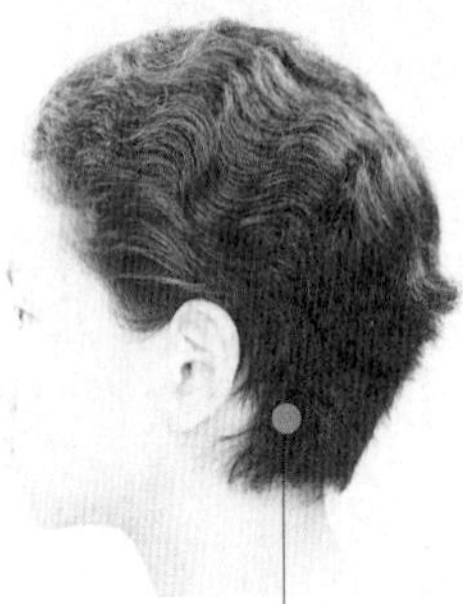
風池穴
耳垂後面與風府穴（後髮際正中點往上一姆指處）之間的大凹陷處。

子）、咀嚼一片人參片，或服複方科學中藥「炙甘草湯」及「甘麥大棗湯」，來增精力及穩定心肺功能。髎

● 震後高血壓復發、臉部發紅、手麻、頸硬等，建議按摩後頸根（大椎穴）、腳底上三分之一正中處（腳趾頭不算在內，湧泉穴），另多吃些蜜餞山楂片、茄子、番石榴茶（番石榴二個切四半，加水八碗煮成

震後睡不安穩按摩穴道部位

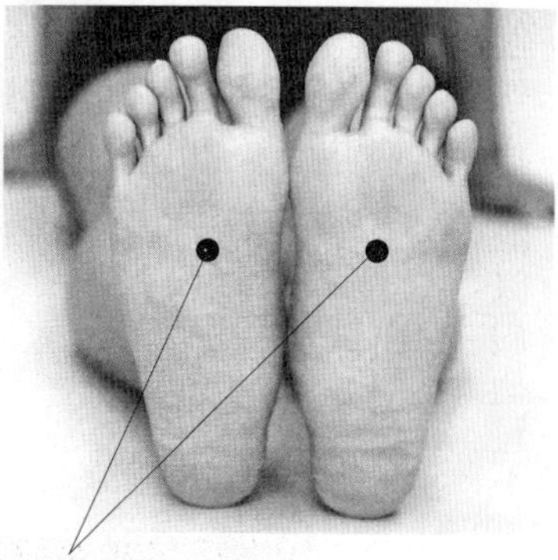

湧泉穴
足趾不算，在腳底正中線的上1/3與下2/3的交點。

震後睡不安穩按摩穴道部位

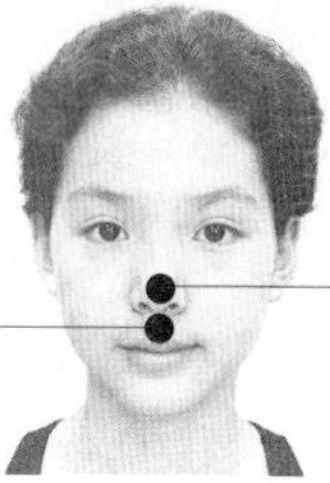

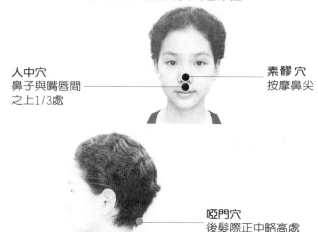

人中穴
鼻子與嘴唇間之上1/3處

素髎穴
按摩鼻尖

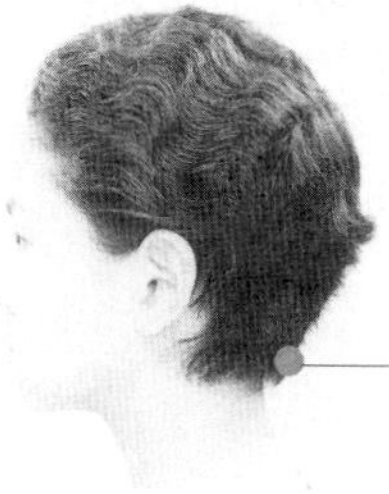

啞門穴
後髮際正中略高處

茶），或服複方科學中藥「加味逍遙散」，以降血壓。

•震後兩膝無力，行走不順，建議按摩膝蓋上方中央凹處（鶴頂穴）、膝蓋內側周圍（陰陵穴），另多吃些栗子、木瓜、薏仁，或服複方科學中藥「四逆湯」，來改善腿的循環。

高血壓復發按摩穴道部位

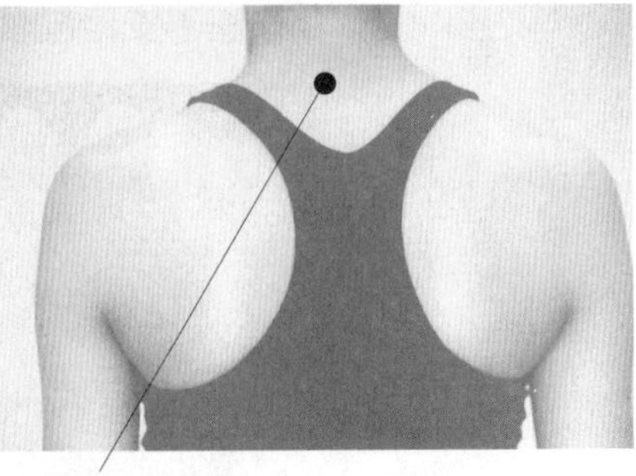

大椎穴
第七頸椎棘突下，約與肩等高。

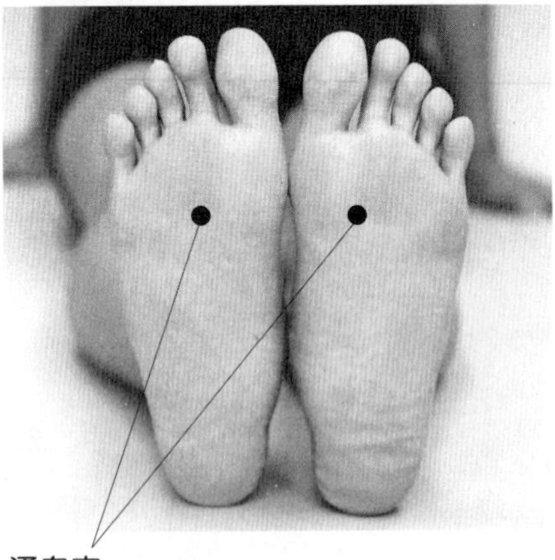

湧泉穴
足趾不算，在腳底正中線的上1/3與下2/3的交點。

•長時間吃乾糧及飲水不足，引發口乾舌燥、便秘、體液滋潤物質不夠、火氣大、嘴巴破、牙痛等，建議按摩肚臍左右病人的三指寬處（天樞穴）、腳底中下部份（腳底胃腸反射區），另多吃蜂蜜水、甘蔗汁、仙草、愛玉、蒟蒻等飲料，或服複方科學中藥「生脈飲」，來潤澤身體。

- 救難人員、警察、公務人員、義工、記者等，日夜辛苦工作，難免肩頸僵硬、肌肉酸痛、疲憊不堪，建議以雙掌搓熱，以繞圈子方式按摩各個關節周圍（頸、肩、肘、膝關節），另吃些奇異果、酸梅湯、檸檬汁、果汁醋等酸的食物，或服複方科學中藥「葛根湯」，來消除疲勞。

兩膝無力按摩穴道部位

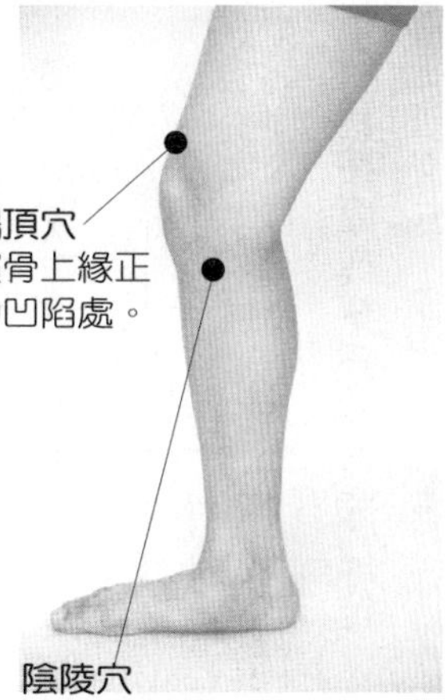
鶴頂穴
髕骨上緣正中凹陷處。
脛骨內側稞下緣，脛胃內緣的凹陷中。

口乾舌燥按摩穴道部位

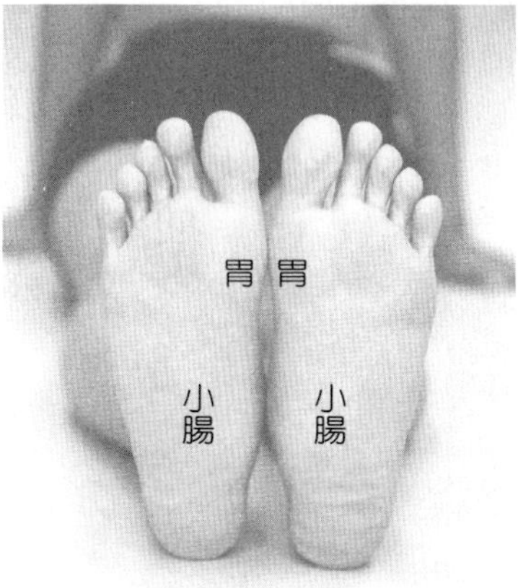

腳底胃腸反射區

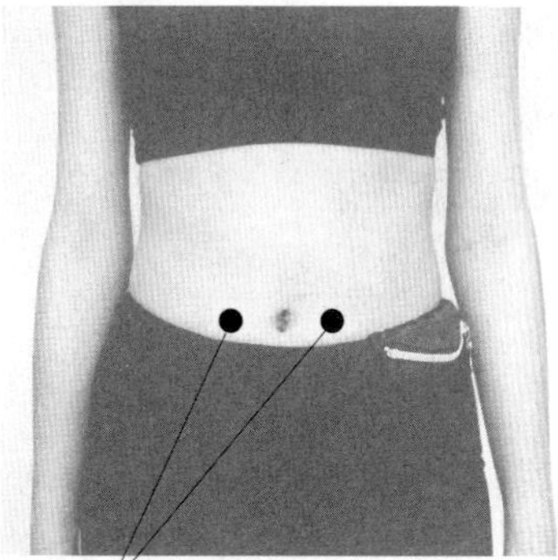

天樞穴
肚臍左右旁開三指處

目前中藥方劑已有十幾個國家製藥標準的GMP藥廠，生產粉狀濃縮中藥，安全衛生，可至有販賣「科學中藥」的中西藥房購買，無需煎煮，便於服用。一般使用劑量大人為每次二至四公克，小孩一至二公克，每日三次，兩餐之間服用。以上所述中藥方劑副作用小，惟如需服用，仍要請教中醫師再服用為宜。

3.震後易感冒及胃腸問題

地震肆虐之後，造成眾多災民必須餐風露宿，部份民眾已開始出現鼻塞、發燒、流鼻水、咳嗽、腹痛、腹瀉等症狀，由於災區醫療、衛生品質及物資不如平常，在此提供一些簡便有效的按摩、食療及運動的方法，相信對正在生病中的你大有助益。

一．自我按摩或幫親友按摩部位：

左右虎口（合谷穴）、左右肘關節（曲池穴）、頸部尾端（大椎穴）、後腦枕骨周圍凹陷處（風池穴、風府穴）、印堂穴（眉心）、肚臍的上下左右（天樞穴、氣海穴、水分穴）、膝蓋外下方四指寬處（小腿外側面，足三里穴）、內踝尖直上四指寬處（三陰交穴）、腳底上半部及中部（呼吸系統及肝胃反射區）、手掌大拇指下方弧線肥肉（胃腸反射區）。

按摩手法：用雙掌將每個按摩部位「搓熱」幾分鐘，或用大拇指，用力「按壓」重覆五、六次，所按壓部位會感到發熱或酸、麻、脹，直到身體舒服為止。這些部位都可增加身體的抵抗力，沒病也可按摩，以免病毒侵襲。病重者需按摩久些或一日多次。

二・食療方面：

● **熱梅茶**：每次用五個醃漬紫蘇梅或乾的紅鹽梅，沖熱開水一大杯，攪拌五分鐘再喝。梅子內含蘋果酸、枸櫞酸、琥珀酸等，有顯著的抗菌作用，對於各種細菌如大腸桿菌、痢疾桿

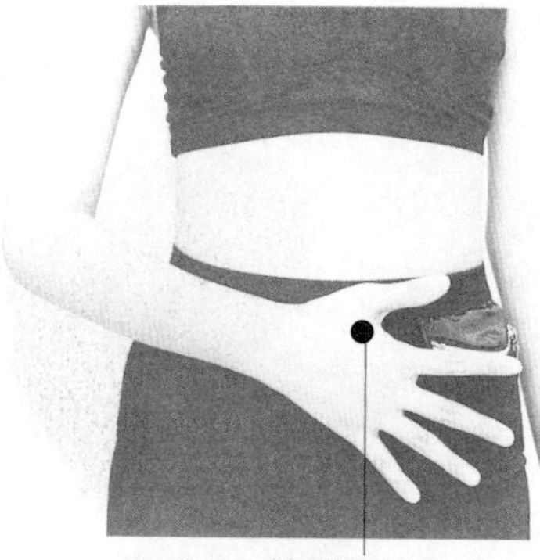

合谷穴：按壓兩手虎口

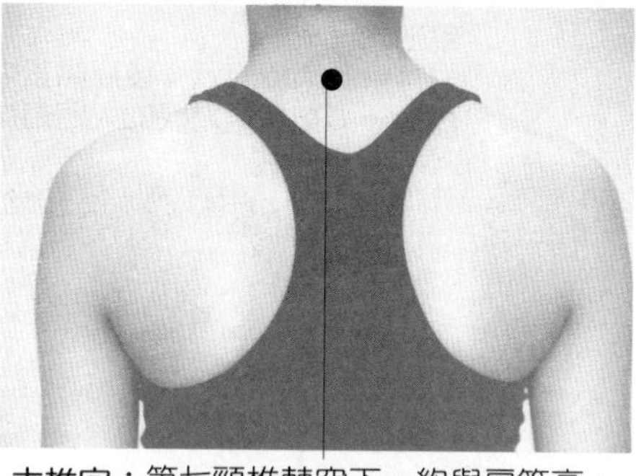

大椎穴：第七頸椎棘突下，約與肩等高。

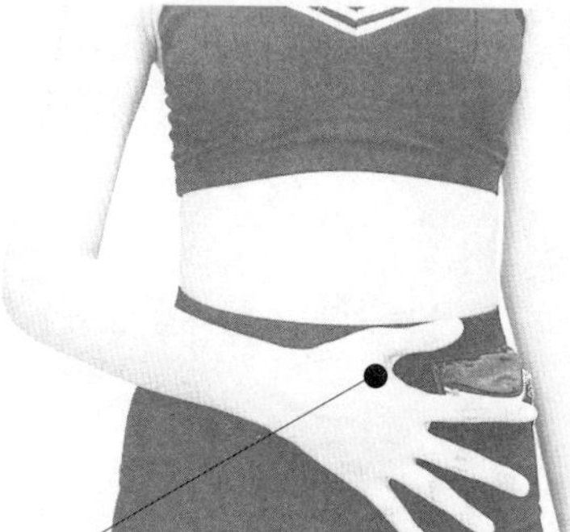

合谷穴：按壓兩手虎口

水分穴
肚臍直上病人的一大拇指寬處

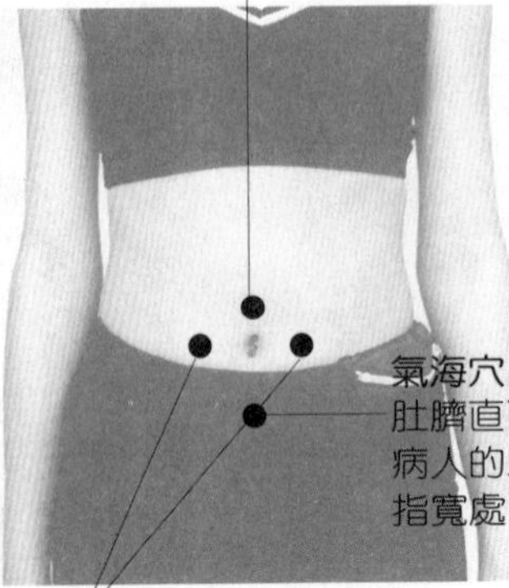

天樞穴
肚臍左右旁開三指處

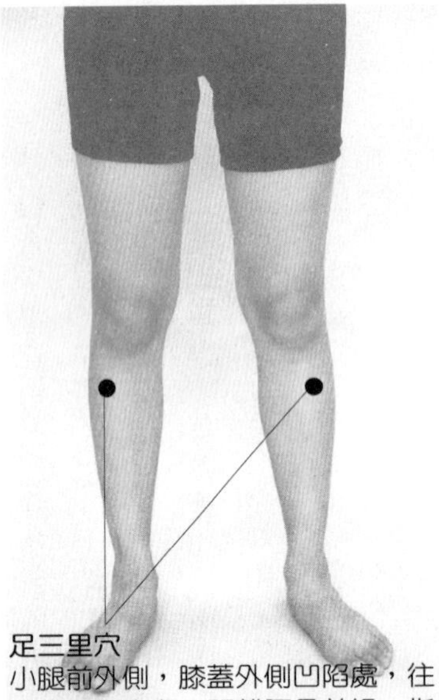

足三里穴
小腿前外側，膝蓋外側凹陷處，往下約四指寬處，距離脛骨前緣一指處。

風府穴
後髮際正中點往上一姆指處。

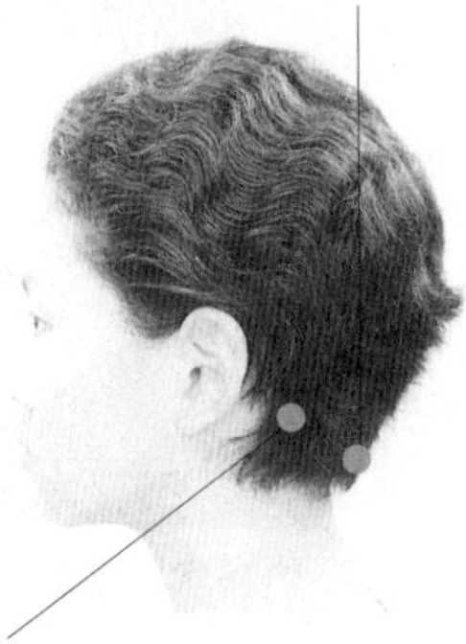

風池穴
耳垂後面與風府穴（後髮際正中點往上一姆指處）之間的大凹陷處。

印堂穴
兩眉中間

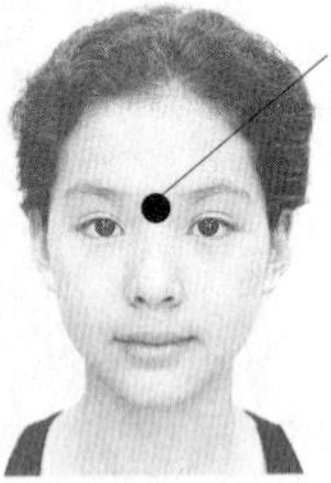

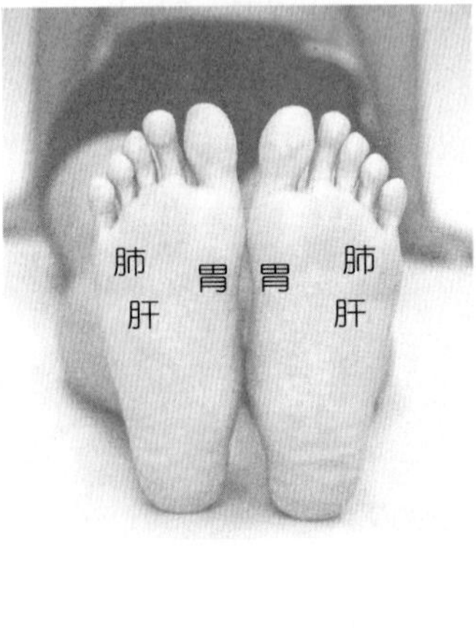

腳底呼吸系統、肝胃腸反射區

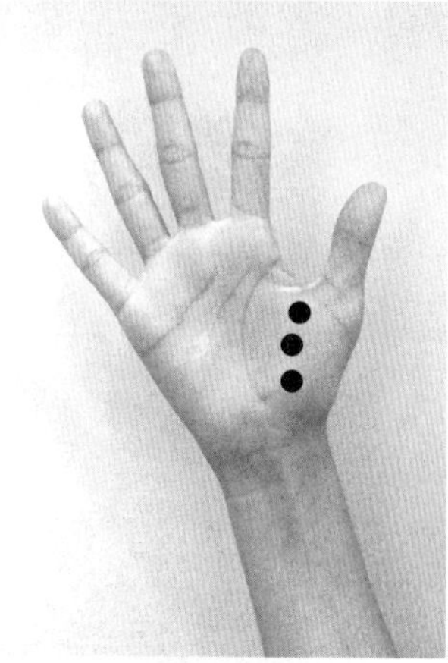
手掌胃腸反射區

菌、傷寒桿菌等，均有抑制的作用。因此，對感冒及腹瀉有一定的效果。

- **喝新鮮檸檬汁：**檸檬能生津止渴、健脾開胃、減少咳喘。
- **蔥花稀飯：**稀飯煮熟加一大匙蔥花，蔥含蔥蒜辣素可殺死病菌。
- **紅糖薑湯：**薑可逼出寒氣，紅糖補血補充力氣，對付病毒。
- **熱番石榴茶：**兩個番石榴切片，加入七碗的水，煮開當茶喝。有清熱、解毒和消炎的作用。
- **地瓜薑湯：**一個大地瓜削皮後切成小塊，一小塊生薑切成薄片，加水六碗煮熟後，再加五大匙紅糖，地瓜補充營養，生薑可去寒。

三．增強抵抗力的簡易氣功運動

◎潛行把月：

本式可調整前額、後腦、整個背部、雙腳循環，消除全身的疲勞（對應針灸經絡之督脈、足太陽經）。坐在床舖或地板上，兩腳的大小腿均併攏且緊貼著地面，膝蓋不可翹起來或緣曲。慢慢緣腰時用嘴軋緩緩吐氣，同時雙手去抓兩腳的腳底心，如果抓不到腳底，可先嘗試抓腳尖部份，比較不會那麼吃力。這時候可以感覺兩腿下層的經絡，非常酸痛，那表示練對地方，有效果；您如果越是抓不到腳底，那表示您的身體有毛病、僵硬，更需要調整，更需要練習。然後慢慢放開，挺身時用鼻子深深的吸氣，直立脊椎。

潛行把月

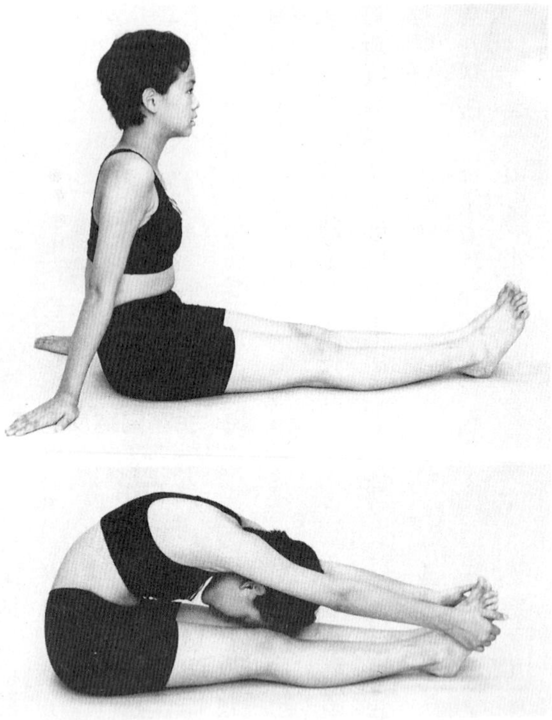

作法：

①坐在床舖或地板上，兩腳的大小腿均併攏且緊貼著地面，膝蓋不可翹起來或緣曲。

②慢慢緣腰時用嘴軋緩緩吐氣，同時雙手去抓兩腳的腳底心，如果抓不到腳底，可先嘗試抓腳尖部份，比較不會那麼吃力。

4.地震創傷後遺症

大地震過後，許多災民或甚至不是災區的高樓住民，多多少少患了「地震創傷後遺症」，如憂鬱、焦慮、頭痛、胸悶、心痛、不容易睡著、到後半夜或將近天亮時才睡著、間歇性失眠、早醒、容易驚醒、醒後就不能再睡、惡夢連連等，令人困擾不堪。

在此提供些簡便方法，一定有所幫助，尤其偏遠山區災民，更可以應用得上。

一．精神不安、失眠、惡夢、易驚醒、鬱悶的按摩部位

耳垂的正後方凹陷處（翳風穴）、腳底前三分之一正中處（腳趾頭不算在內，湧泉穴）、腳內踝直上患者四指寬處（三陰交穴）、兩乳之間的中點（膻中穴）、眉心（印堂穴）、手腕內側腕橫紋直上患者三指寬處（內關穴）等，如下圖示。

按摩手法：用大拇指的指尖用力直接壓每個部位重覆五六次，直到所按壓部位感到酸麻為止。或用手掌，以上下直線方式進行，搓熱每個部位五分鐘。

二．食療方法：

● **吃生核桃片：**在每天早餐前後，吃五片生的核桃。核桃中含有豐富的磷脂，對患有神經衰弱而失眠的人，會有好的改善。

● **桂圓茶：**龍眼乾五六片沖熱水一杯，但龍眼性熱，喝完要運動幾分鐘腳趾頭（不停地抖動腳趾）。龍眼肉能滋補強壯、安神補血，對失眠、神經衰弱和怕冷虛弱体質的人幫助甚大。

●**玉米湯**：玉米含豐富的谷氨酸有健腦作用，能幫助和促進腦細胞進行呼吸和清除廢物。也含有的豐富鈣質，對於神經的穩定，很有幫助。

●**枸杞茶**：枸杞十幾粒（可到中藥房購買），加熱開水一杯沖泡，每天喝一杯。枸杞子能清內臟邪熱，去除煩悶，幫助睡眠。

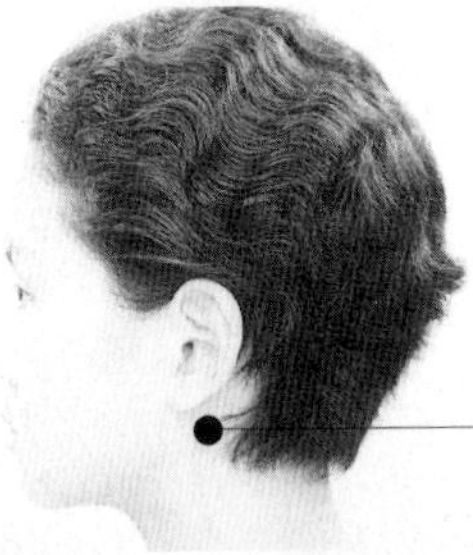
翳風穴
耳垂正後面凹陷處。

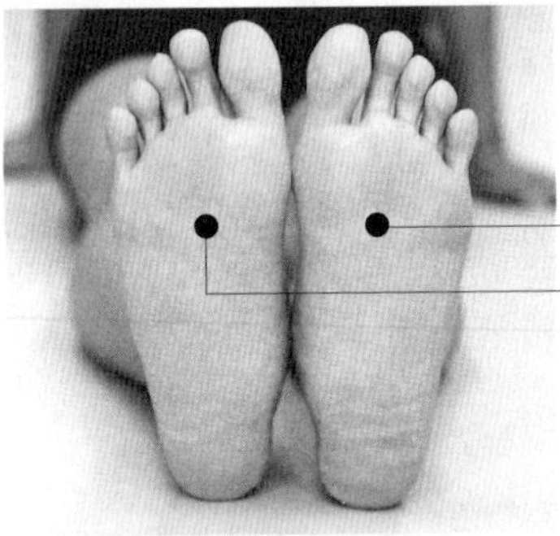
湧泉穴
足趾不算，在腳底正中線的上1/3與下2/3的交點。

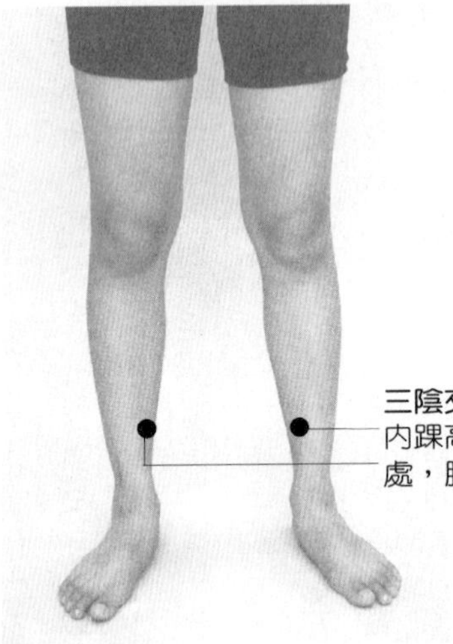
三陰交穴
內踝高點直上四指寬處，脛骨內側後緣。

● **清苦瓜湯**：苦瓜具有清熱、退火、消炎作用。如果是因為火氣大、內心煩躁引起的失眠，清苦瓜湯蠻適合的。或沖乾苦片，變成苦瓜茶來喝亦可。

另外，還可用熱水泡腳來改善睡眠，如以一筒熱水，水溫稍高，以能忍受為度，加上一大匙醋，浸泡雙腳至腳踝即可，晚上泡二十分鐘。沒有熱水，可將自己兩腳底互相貼著搓熱幾分鐘，亦有效果。

國家圖書館出版品預行編目資料

速效保健處方／吳建勳著．——第一版．
——台北市：文經社，2001〔民90〕
面；　　公分．——（文經家庭文庫；78）
ISBN 957-663-289-7（平裝）

1.健康法
411.1　　89019200

文經社

文經家庭文庫 78
速效保健處方

著 作 人—吳建勳
發 行 人—趙元美
社　　長—吳榮斌
企劃編輯—張智麒
美術設計—張欣怡
出 版 者—文經出版社有限公司
登 記 證—新聞局局版台業字第2424號
＜總社・編輯部＞：
地　　址—104 台北市建國北路二段66號11樓之一（文經大樓）
電　　話—（02）2517-6688（代表號）
傳　　真—（02）2515-3368
E-mail—cosmax66@m4.is.net.tw
＜業務部＞：
地　　址—241 台北縣三重市光復路一段61巷27號11樓A（鴻運大樓）
電　　話—（02）2278-3158・2278-2563
傳　　真—（02）2278-3168
郵撥帳號—05088806文經出版社有限公司
印 刷 所—松霖彩色印刷事業有限公司
法律顧問—鄭玉燦律師　（02）2369-8561
發 行 日—2001 年 1 月第一版 第 1 刷
　　　　　2001 年 2 月　　　 第 2 刷

定價／新台幣 200 元　　Printed in Taiwan

文經社

文經社

文經社

文經社